人生を思い通りにする
無敵のメンタル

メンタルトレーナー
岡本 正善

はじめに
～「メンタル」の活用次第で、人生はあなたの思い通りになる

「メンタル」には、強いも弱いもありません！

二〇一七年の男子ゴルフメジャー最終戦――。

ノースカロライナ州シャーロットのクエイル・ボロー・クラブで行われた全米プロ選手権で、松山英樹プロが日本男子初となるメジャー制覇を逃がしました。前週の米ツアーを制し、今大会も優勝候補の一角にあがり、最終日には一時単独首位にも立ちましたが、我慢のゴルフから波に乗ったジャスティン・トーマス（米国）に栄冠を手渡したのです。

インタビューで松山プロは、「今日のほうがいいプレーができそうな雰囲気はあっ

たが、なかなか波に乗れなかった。これを次にいかして生きたいが、何をすれば勝てるのか分からない」と応えているように、良い流れに自分をコントロールする難しさを痛感しているようです。

実力はあるのに結果が出ないときに原因の一つに挙げられるものとしてメンタルがあります。しかし、これは、松山選手のメンタルの弱さがもたらしたとは思えません。逆に、すごいメンタルの力の持ち主であるがゆえに、間違ったメンタルの使い方によって、大事な場面で思いとは真逆に力を発動してしまった結果ではないでしょうか。

このようなことは、日常茶飯事、誰にでも起こるメンタルのアクシデントともいえます。

そんな場面で、あなたはこう思うかもしれません。

「いつもはできることが、イザ本番というときになるとできなくなる。どうもメンタルが弱いのかなぁ……」

「そんなにプレッシャーかけないでくださいよ。僕は〝ガラスのメンタル〟の持ち主なんですから……」

さらには、

「ここぞというときに実力を発揮できないのは、メンタルが弱いから」
「メンタルが弱いから、プレッシャーに負けてミスをしてしまった」

などと、時に不本意な結果を「メンタルの弱さ」のせいにしてしまうことがあるのではないでしょうか。

一方で、日本人選手のメダルラッシュに湧いた二〇一六年のリオ五輪の試合中継では、絶体絶命のピンチから見事に逆転勝利した選手や、どん底からスタートしながらも、コツコツと地道な努力を積み重ね、ついに栄光を手にした選手の「メンタルの強さ」を讃える言葉もさかんに耳に入ってきました。

スポーツに限らず、何らかの大舞台やビジネス・シーンなどで、持てるスキルと同様に、あるいはそれ以上に、「メンタル」が勝敗やパフォーマンスの成否にかかわることはもはや一般的に知られるようになりました。

ですから、皆さんは、こんなイメージを持たれているかもしれません。

いつも平常心で力を発揮したり、危機を乗り越えたり、自分のペースを崩さず、さらに自分に有利な流れをつくることができるか。その逆で、ものごとがなかなか思い通りにいかないことが多いか――。それは、その人の「メンタル」のありようによって左右されるのだ、と。

私は、一九九四年からゴルフをはじめとしたプロスポーツ選手の「メンタルトレーナー」を務めてきました。日々、メンタルの重要性を感じ、彼らの実力を発揮させることを仕事にしてきた立場から言わせてもらえば、スポーツ中継の解説者でさえも、

「メンタル」という言葉の本質的な意味をとらえて、正確に使っている方は意外に少ないと感じています。「メンタルとはどういうものか」「どんな働きをするのか」はまだまだ世間では認知されていないようです。


そこで、まず皆さんに知っておいていただきたいのは、**そもそも「メンタル」には、強いも弱いもないということ。「メンタル」は、強弱ではかれるものではないのです。**

なぜなら、**メンタルとは全ての人に平等に備わった「よりよく生きるための力」、ないしは「よりよく生きるためのプログラム」だからです。**


そうは言っても、現実には、プレッシャーに押しつぶされずに淡々と自分のペースを守り、目標を達成できる人もいれば、そうでない人もいます。

また、環境の変化や困難な状況にうまく対応して成功する人もいれば、変化や困難に振り回されてしまう人もいます。

では、両者の違いは、いったいどんなところにあるのでしょうか――。

それは、それぞれ自分の中のメンタルのパワーを十二分に活用できるかどうか、その違いだけです。

メンタルのパワーを活用すれば、奇跡も起こせます

世の中の「成功者」といわれるような人をはじめ、自分の目標に向かって邁進できる人、たとえ時間がかかっても最後にはものごとをやり遂げられる人、どんなときにも自分を失わず、平静さを保ち、実力を発揮できるような人は、自分のメンタルを最良の状態に保ち、そのパワーを上手に活用して、自らの人生を思い通りにしていくことができる「無敵のメンタル使い」であるといえるでしょう。

しかし、今はまだその域に達していなくても、この先、そんな人になれる可能性は誰にでもあるのです。ただ単にメンタルについて正しく理解していなかったり、メンタルの力を引き出す方法やコツを知らないだけ。「メンタルトレーニング」ができて

いないだけにすぎません。
もし、

● 現状よりもっと上を目指したい
● 何か新しいことに挑戦したい
● 自分のペースが保てず、周りの環境や変化に振り回されがち
● 目標がなかなか達成できない
● 肝心なところで力を発揮できない
● いつもプレッシャーに負けてしまう
● 何をやっても、なんとなくうまくいかない
● 将来に希望が持てず、諦めムード

という方がいるなら、この機会にメンタルとの上手な付き合い方を学んでみませんか。

「きっとできる」「人生うまくいく」といった自信を手にし、自分本来の力、ときには持てる以上の力を発揮し、成功のチャンスをつかむことができるはず。

もしかしたら、これまでの自分では考えられない、奇跡のようなことさえ、起こせるかもしれません。

そのために本書では、

❶リズム呼吸法トレーニング
❷イメージ力トレーニング
❸集中力トレーニング
❹緊張とリラックスのトレーニング
❺目標の設定法と修正法
❻リズム調整法

の**六つのメンタルトレーニング**を中心に、「メンタルとは何か」、「メンタルとはどのような〝力〟を持っているのか」について解説していきます。

まずは、手始めにこの六つのトレーニングを行ってみてください。きっとこれまでとは何かが変わってくるはずです。

皆さんが今、手にされているこの本が、自らが秘めた能力を存分に発揮しながら輝かしい未来に向かって歩む、そんな人生の扉をあらたに開くきっかけになれば、それに勝る喜びはありません。

二〇一七年　一〇月吉日

岡本　正善

第1章
あなたのメンタルはプラスの方向を向いていますか

第2章 プラスのメンタルを維持させるリズム呼吸法トレーニング

第3章

失敗経験を成功経験に変換するイメージ力トレーニング

第4章

いざというとき心と体を一致させる集中力トレーニング

第5章

緊張とリラックスをベストに保つトレーニング

第6章
メンタルのエネルギー源となる目標の設定法と修正法

第7章

人は悩んだ分だけ大きくなれる

第8章

潜在意識があなたを良き方向に導くリズム調整法

〈特別付録〉人生の成功をつかむための「ゴルフのメンタル」習得法

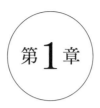

第1章

あなたのメンタルは
プラスの方向を向いていますか

本来メンタルは「プラスの方向に上昇していくもの」

「はじめに」でもお話しした通り、「メンタル」とは、皆さんの誰もが生まれもった「プログラム」です。

たとえて言うならコンピュータのシステム・ソフトにあたるもので、形のあるものではありません。だからといって、全くつかみどころのないものかと言えば、そういうわけでもありません。

そこで、メンタルのイメージを持ちやすいように、あえて「見える化」したいと思います。

タイプ①：願望実現タイプ
タイプ②：波乱万丈タイプ
タイプ③：ノーリスク・ノーリターンタイプ
タイプ④：不安・ストレス・自滅タイプ

メンタルの４つのタイプ

タイプ①

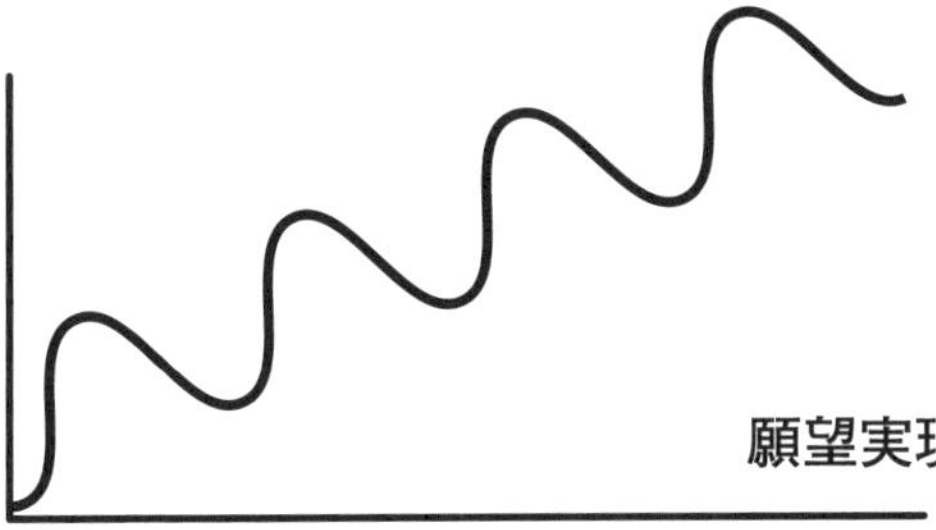

願望実現タイプ

タイプ②

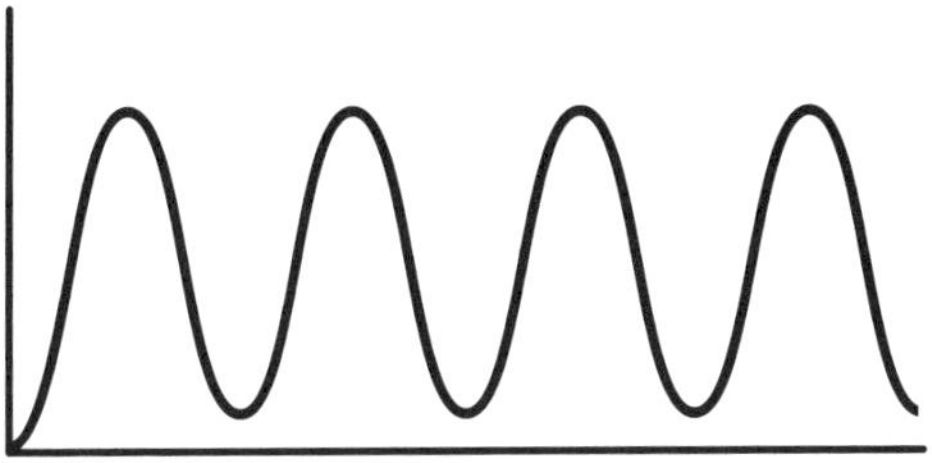

波乱万丈タイプ

タイプ③

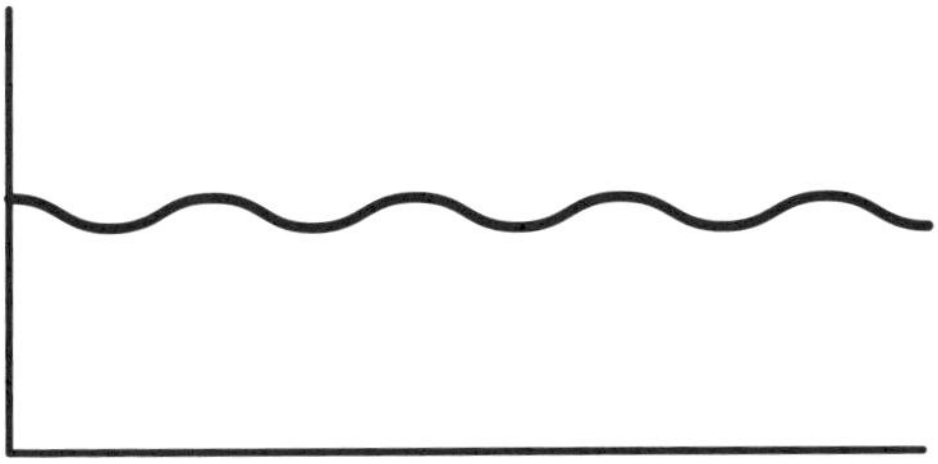

ノーリスク・ノーリターンタイプ

タイプ④

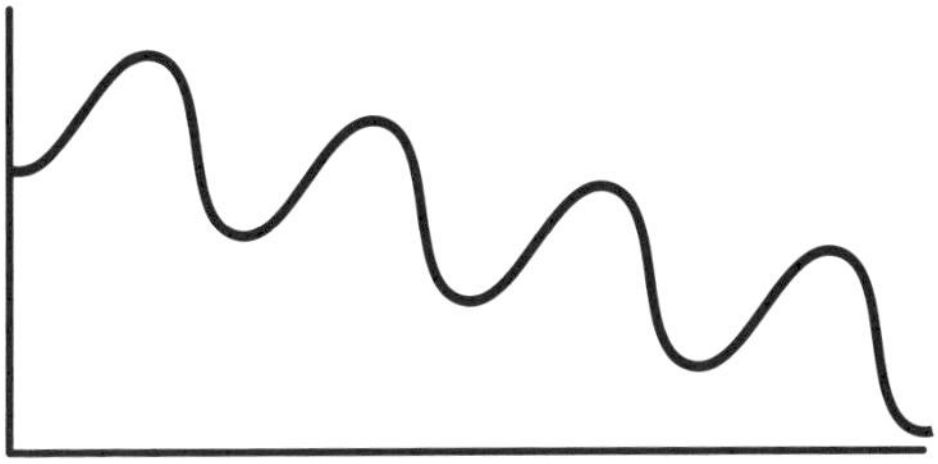

不安・ストレス・自滅タイプ

図の横軸は時間軸を表しています。

では縦軸は、いったい何を表していると思いますか？

これは、メンタルが向かう目標――つまり、目標に近づけば近づくほどプラス〈上〉方向にいくと考えてください。

図から分かるように、**メンタルは、時間経過のなかで常に山・谷を描いて波打つという特徴を持っています。**この山谷の波は一定のスパンで繰り返し訪れます。

これがメンタルの「リズム」です。

メンタルの山谷のスパンや、一つのスパンの中での山の高さ、谷の深さは人によって異なります。十人いれば、十通りの「自分のリズム」があるということです。

ここではタイプ別に大きく四つに分けましたが、タイプ①では、山の頂点、谷の底辺が時間経過につれ、少しずつ高くなり、全体的に右肩上がりの波線を描いています。

これがメンタルの基本形であり、理想形なので、まずはよく覚えておいてください。

メンタルは、本来的には上向き、つまり「プラス」の方向に向かうものだということです。

タイプ①の状態にあるときには、この山谷のリズムの波に乗りながら、自らのメンタルの力を上手に引き出したり、活用することができます。常に自分らしく自らの目標に向かっていける人は、この状態にあるといえるでしょう。

一方、タイプ④は、メンタルが下降方向、「マイナス」の方向に向かっている状態です。このような状態では、メンタルの力を良い方向に引き出し、活用することができず、「自滅」の方向に引っ張られていってしまいます。

タイプ①の状態ならば理想的ですが、現代人の多くは、このタイプ④の状態にはまっているか、タイプ②の不安定な状態、タイプ③の進歩や成長のない状態に陥ってしまっているようです。

「メンタルトレーニング」は、メンタルの能力を最大限に引き出し、どんなときにもそのプログラムを確実に機能させるための実践法や発想法を身につけ、それらを磨き上げていくことにほかなりません。

要は、タイプ②や③、④の状態にある人が、タイプ①の状態に、自らのメンタルを方向づけていくためのトレーニングなのです。

図にあるような山谷のメンタルのリズムについては、詳しく第7章でお話ししますが、まずはメンタルには理想形があることと、自分が今どのタイプにありそうか、ということを考えるヒントにしてみてください。

「メンタル」は「潜在意識」にある

では、早速、トレーニング法といきたいところですが、「無敵のメンタル使い」になるといっても、使いこなすものの正体が分からなければ、その扱い方にも困ります。ですから、最初に「メンタル」について基本的なところを説明したいと思います。

なぜ、プレッシャーに弱いのか、本番で力が出せないのかといった謎も少しは解けるはずです。

まず、知っておいてほしいのは、**メンタルを上手に活用するための「カギ」となるのは、「潜在意識と顕在意識」だということです。**

顕在意識が本人に自覚できる意識であるのに対して、潜在意識は、はっきりとは自覚できない意識です。人間の「意識」は、大きくこの二つに分けられます。

潜在意識は、正確に言うと「無意識」とは少し異なりますが、「自覚できない＝意識できないもの」という意味では、『無意識』の意識」と言うこともできるでしょう。

なお、顕在意識は、単に「意識」と呼ばれることもあります。顕在意識と潜在意識を合わせた「広義の意識」に対して、顕在意識は「狭義の意識」ととらえられますが、難しい定義はさておき、**今後、本書では「顕在意識」を表す場合には、単に「意識」と表現することにします。**

さて、「潜在意識」と「意識」は、よく「海に浮かぶ氷山」にたとえられます。

氷山は、海面下に隠れている部分のほうが圧倒的に大きく、海面から上に突き出ている部分は全体の中のごくわずか。まさしく「氷山の一角」でしかありません。

同様に、「意識」は氷山で言えば、海面から突き出している部分、「潜在意識」は海面下に隠れている部分とされ、実際に意識より潜在意識のほうが圧倒的に大きいと考えられています。

人間の心や行動は、そのほとんどが潜在意識によってコントロールされています。

私たちが毎晩、取っている睡眠もそうですね。布団に入って「さあ、寝よう」と思うところまでは意識できても、その後は知らない間に眠りに落ちていて、何時何分に眠ったのかを、自分で意識することはできません。

私たちが絶え間なく行っている呼吸にしても、常に、ひと呼吸、ひと呼吸意識しなくても、勝手に行ってくれています。

ことほどさように、私たちの活動の多くは、潜在意識によって支えられているのです。割合としては、潜在意識が九〇％、意識が一〇％といったところでしょうか。

そして、肝心の「メンタル」は、人間の行動の大半を司る「潜在意識」にあるものです。

潜在意識のすごい力には限界がない！

ここで、潜在意識について、もう少し掘り下げてみましょう。

私たちの肉体には限度があります。どれほど頑張っても一二〇歳まで生きられるか、生きられないか。

ところが、潜在意識は、どんな力を持っているか、どれほどの力を持っているか、限界がありません。一説には自らの肉体を超えるとも言われています。だから、他者の潜在意識とも繋がれると言われているのです。さらに言えば、もともと肉体もＤＮＡも繋がっている肉親ならば、その繋がりはもっと強い。

昔から、危篤状態にある人が亡くなる寸前に「夢枕に立つ」という話があります。これも、潜在意識のなせる業だと考えれば、まんざら嘘ではないと思います。

いよいよ死を迎えるというときになると、意識は朦朧としていながらも、走馬灯のように過去の出来事が頭を巡る。人はそういうとき、どうしようもなく願うのでしょう。「家族に会いたい」「肉親に会いたい」と。

寝ているときというのは、意識が邪魔をしない、潜在意識に支配された状態です。親と子、お互いの潜在意識の中で情報のやり取りが行われたとしても、なんらおかしくないと思います。

そうした特別な状況になくても、スポーツ界ではトップレベルの選手たちが日頃からイメージの飛ばし合いをしています。

例えば、野球の試合を思い浮かべてみてください。

野球は基本的に情報戦ですから、このピッチャーは二球目に外角低めのストレートを投げる傾向にある。ストレートのあとはスライダーが来る。あるいは、スリーボール、ノーストライクなら直球を投げる確率が高い、というように、いかに相手チームの傾向を獲得するかにかかっています。

バッターがそうしたデータを叩き込んだうえで、「よし、次の球を狙うぞ」とイメージをつくると、それが潜在意識にまで入り込んでいく。

もちろん、ピッチャーも同じです。バッターの情報から、一球目は見送りが多いが、二球目にストレートを投げると振ってくるから、その裏をついて……というように、ちゃんと情報を処理しています。

ところが、試合当日はたまたまバッターの潜在意識のほうが良かったために、バッターの潜在意識がピッチャーの潜在意識にスッと入ってしまうということがある。イメージの「感染」とでもいうのでしょうか。

すると、ピッチャーが急に違和感を覚え始める。投げづらさを感じながらも、意識では「次はこの球だ」と思って投げると、案の定、失投したりするわけです。

そのうえ、潜在意識はバッターのイメージに洗脳されてしまっていますから、バッターが望む通りの球を投げてしまう。バッターは待ってましたとばかりにカキーンと打つ、と。

一九九七年から四年間、私は王貞治監督が率いる福岡ダイエーホークス（当時）の選手たちのメンタルトレーナーを務めていました。その頃、王監督から、現役時代、とにかくイメージをしっかり持っていたと伺ったことがあります。

おそらく、王さんがバッターボックスに立つと、潜在意識がピッチャーに入り込み、どこに球を放ったらいいのか悩ませるという状態をつくり上げたのでしょう。

スポーツではこのように潜在意識の勝負も行われているのです。

生まれたときから潜在意識に組み込まれている「生きるためのプログラム」

フランスの哲学者・デカルト（一五九六―一六五〇）は「我思う、ゆえに我あり」という有名な言葉を残しました。

しかし、生まれたばかりの赤ちゃんを見てみると、どうでしょう？

赤ちゃんには、「自分が生きている」、「存在している」という意識はありません。「我思う、ゆえに我あり」ではなく、「我思わなくても、我あり」でちゃんと生きているのです。意識せずとも、自分の潜在意識の中にある力だけで生きている状態と言えます。

お腹がすいたり、おしめが濡れて気持ち悪くなったりしたときには、「おぎゃあ」と泣けば、周りの大人が慌ててミルクを与えてくれ、おしめを替えてくれます。

かわいがられたいなあ、かまってほしいなあと思ったら、近くにいる家族の目を見て、ニコッと微笑めば、ぎゅっと抱きしめてもらえます。

しかも、周りの家族を自分の思い通りに動かせる、こうした〝ワザ〟は、誰かに教わったわけではありません。生まれつき備わった〝赤ちゃん力〟とでもいいましょうか。これらも潜在意識の中に組み込まれた「生きるためのプログラム」の一つだと言えるでしょう。

もっとも、このように生まれ持った潜在意識のおもむくままに生きていくことができるのも、当然のように家族から愛され、守られるという大前提があるおかげ。「愛されるように振る舞おう」「守られるように振る舞おう」と自分から意識してアクションを起こす必要がないからです。

ところが、やがて二歳前後になると、子どもには「自我」ないし「自意識」、言い換えれば「意識」が芽生え始めます。

この頃は、何でも反抗する「イヤイヤ期」、「魔の二歳児（テリブル・ツー）」という言葉があるほど、子育て中の親にとっては、なんとも悩ましい時期でもあります。

この自意識の芽生えや反抗期を、誰もが成長発達の一段階として当たり前のように迎え、通り過ぎてきたかのように思われるのですが、この〝当たり前〟にも、理にかなったワケがありました。

他者と〝コミュニケーション〟を取るために「意識」が芽生えていく

二歳前後になると子どもの行動範囲は広がり、家族以外の社会との接点ができ始めます。

そこは、両親や兄姉など身近な家族の中だけで生きてきた頃のように、当然のように愛され、守られる世界ではありません。他者との利害が何かしら発生するようになるからです。

公園の砂場で見知らぬ子が持っているおもちゃが魅力的に見えても、自分の兄や姉とは違って、いくら泣きわめいても、それを借りられるとは限りませんし、兄姉になら「貸してあげなさい！」と言ってくれる母親の鶴の一声も期待できません。

それどころか、場合によっては、自分を仲間外れにしようとする存在が現れることもある。あるいは、弱肉強食の掟にもとづき、本意不本意にかかわらず、競争を強いられることだってあります。

そんな社会にあっては、他者に自分を愛してもらい、守ってもらうため、あるいは他より抜きん出るために、まずは自分を認めてもらわなければなりません。そこで、「守られたい」「愛されたい」「勝りたい」といった欲求を他者にアピールし、受け入れてもらう必要が出てきます。

そのために、人は「コミュニケーション」を駆使することになります。そうやって、他者とコミュニケーションを取るために、私たちには「意識」が芽生え、発達していくことになるのです。

また、自意識が芽生え、「自分と他者の区別」がつくようになることで、「自分を認めてほしい、気にかけてほしい」という欲求も、より高まってくるともいえるでしょう。

他人や社会の中で自分の存在や欲求を理解してもらうためのコミュニケーションには、潜在意識だけではなく、「意識」が必要になります。そして、ちょうど他者との接点が広がる二歳前後に、頃合いよく自意識が芽生えてくるというわけです。

「意識」は「潜在意識」の窓口

コミュニケーションを取るために「意識」が発達するといっても、コミュニケーションそのものは、「意識」レベルで行われているわけではありません。

意外に思われるかもしれませんが、コミュニケーションは、自分と他者の「潜在意識」のやり取りによって行われているのです。

「相手の懐に飛び込むことが、上手なコミュニケーションのコツ」

などとよく言われますね。

「人の懐に飛び込む」とは、相手の気持ちや心情に自らを近づけることですが、よくよく考えれば、「懐」っていったい何だろう？　と思いませんか？　この「懐」こそ「潜在意識」にほかならないと言えるでしょう。

自意識が芽生えたばかりの二歳児は、自分の心地良いように生きたいという潜在意識を相手の潜在意識に訴えるために、かまってもらおうと自意識を全開にして、「なんでもイヤ、イヤ」をするのです。

さすがに大人になると、赤ちゃんと同じような振る舞いをするわけにはいきませんから、自分と相手の潜在意識のコミュニケーションを円滑に行うために、「意識」的に会話したり、態度に示したりします。

いうなれば、「意識」は潜在意識の「窓口」でしかないということです。

あくまで**「潜在意識」が先であり「主」、一方の「意識」は後づけであり「従」なのです。**

意識は、潜在意識を引き出すためのツールに過ぎないということもいえるでしょう。

大事な場面でミスを連発するのはなぜ？

ところが、このただの窓口にすぎないはずの「意識」が独り歩きして、潜在意識に思わぬ影響力を及ぼしてしまうことがあります。

それも「望ましい方向に」ではなく、「不本意な方向」に——。

メンタルをうまく活用できずに、マイナスの方向にデフレスパイラルを起こすパターンの多くは、この意識のタチの悪いいたずらが原因の一つだと言えます。

例えば、「いつもはできるのに、ここぞという大事な場面になると、いきなりできなくなったり、ミスを連発したりする」——いわゆる「本番に弱い」タイプは、たいてい、

「大事な場面だから、うまくやらなければならない」

「ここが肝心だから、絶対にミスはできない」


そんなふうに自分で「思い込んでしまっている」ようです。

これこそが、肝心要の場面でミスをおかしてしまう最大の原因になっているのです。

こんなふうに言うと、

「そりゃ、誰でも大事な場面でそう思うのは、当たり前じゃないか。ではどうしろというのだ！」

とお叱りを受けそうですが、困ったことに、これが現実なのです。

もちろん、ここぞという大事な場面で「うまくやりたいなあ。ミスしたくないなあ」と思うのは人情です。そんなところで失敗したい、ミスをしたいなどとは、誰も思わないでしょう。ただ、

「何がなんでも、うまくやらなきゃいけない。失敗は絶対に許されない」

と思い込んでしまうのが、いけないのです。

そのように思い込んでしまっている状態というのは、いわば意識がやたらと出しゃばりすぎた状態、つまり「意識過剰」になっている状態だからです。

「出しゃばりな意識」がメンタルを萎えさせ「努力逆転」のスイッチが入る

「無理が通れば道理引っ込む」ではありませんが、意識が出しゃばりすぎると、せっかくよりよい方向へと導いてくれるはずの潜在意識が、すっかりヤル気を失ってシュルシュルと萎えてしまいます。

子どもがそろそろ宿題をやろうかなと思っているときに、お母さんから「宿題は終わったの？　えっ！　まだやってないの？　早くしなさい！　これだから、あんたはもう……」なんて言われたら、その子は意欲をなくしてヘソを曲げてしまいますよね。それと同じです。

さらにまずいことに、出しゃばりすぎた意識は、潜在意識を無理やり抑え込んだり、追いやったりすることさえあるのです。

そんな自分を抑え込み、追いやろうとする意識に、あたかも反抗するかのように、潜在意識は真逆の方向に突き進み始めます。

またしても、子どもにたとえるなら「そんな乱暴な言葉を使ってはいけません！」と叱られてばかりいたり、「ここの階段は転びやすくて危ないから、気をつけて下りるのよ」といつも注意されていたりすると、親の思惑とは反対に、わざと乱暴な言葉遣いをしたり、うっかり階段で転んでケガをしてしまったりして、親を困らせるのと似ています。

意識が「うまくやらなきゃだめだよ」「ミスしたらだめだよ」と強く思えば思うほ

ど、潜在意識は無意識のうちに、「うまくやりたくないよ」「ミスしたいよ」と、意識とは逆の方向に走ってしまうのです。

そもそも「意識＝意識できる」、「潜在意識＝意識できない」という相反する真逆の性質である意識と潜在意識は、自然と逆のスイッチが入りやすいようです。

こうしてあなたは、「うまくやりたくない」「ミスしたい」という潜在意識の望むままに、マイナス方向へとアクセルを踏んでしまうのです。

「メンタル」の〝驚異的〟なパワーは、「よりよく生きる」という本来の方向とは反対に向いたときにも強力に働きます。まさに〝脅威的〟な勢いで、自滅の道へとまっしぐら、です。

ここ一番のときに、一所懸命うまくやろう、ミスしないように頑張ろうと努力すればするほど、むしろ努力に反比例するように逆の結果が出てしまうのは、このように意識過剰によって「努力逆転のスイッチ」が入ってしまうから。

名づけて、**メンタルの〝努力逆転の法則〟**です。

「失敗グセ」「負けグセ」はスイッチオンの繰り返しで起きる

さて、意識過剰になると入ってしまう努力逆転のスイッチ。これだけでも実にやっかいきわまりないのですが、さらに恐ろしいのは、気づかないうちに、これが「クセ」になってしまうことです。

いつもは比較的平常心でいられるため、意識過剰になって失敗するという経験をしたことがない人、努力逆転のスイッチが固くてなかなかオンになりにくい人のコンディションがたまたま絶不調だったり、いつになく強いプレッシャーをかけられた、など何らかの事情で、一度かそこら努力逆転のスイッチがうっかり入ってしまった――というくらいなら、それほど心配することはありません。

しかし、努力逆転のスイッチオンを何度も繰り返したり、立て続けにそのような経験をすると、スイッチが甘くなり、いとも簡単にオン状態になってしまうことがあります。

「必ず成功させなきゃ」「絶対にミスしたくない」と、強く意識したときにオンになるはずのスイッチが、いつしか「成功したいなあ」「ミスしたくないなあ」と、何気なく思っただけで、簡単にスイッチが入るようになる。

これは、**メンタルがマイナスの方向に向くことに慣れすぎて、マイナスの方向に向いていることがむしろ通常になってしまった状態です。**

いわゆる「失敗グセ」「負けグセ」も、このようにして身についてしまうのです。

メンタルがマイナスの方向に向いていませんか

人生において、「私はいつも運が悪い」「幸福とは縁がない」と思っている人、あるいは周りから、「なぜかいつも貧乏くじを引いている」「どうして自分から不幸になるような選択をしているのだろう」と思われている人——。

このような人たちは、メンタルがマイナスの方向に向くのが、通常になってしまったがために、逆にプラスの方向に向かおうとすると、無意識のうちにマイナス方向にスイッチを切り替えようとしている可能性があります。

自分の幸福を望まない人、幸運や素晴らしいチャンスに恵まれることを望まない人はいないはずなのですが、あまりにも不運な状態に慣れてしまったために、潜在意識の中では、あたかも自分が幸福になってはいけない、幸福になるわけがないというような観念が生まれてしまっているのですね。


例えば、お付き合いをしている異性と結婚を考えるようになったものの、どうもうまくいかなくなって破局を迎えてしまった。そんな経験を何度か繰り返した後、自分が心から理想的だと思える相手と巡り会い、プロポーズされたにもかかわらず、なぜかその相手との幸せな結婚生活がイメージできない。そのうちに相手自身にも何か違和感を覚えるようになって、結局破談になってしまった、という経験をしたとしましょう。

これは、それまでの「うまくいかない」状態が、潜在意識にとっては「通常の状態」として、安定化してしまったために起こる典型的な例です。

意識のうえでは、「理想的な相手と結婚して幸福になりたい」という願望があるにもかかわらず、潜在意識はそれを望んでいません。うまくいかない状態、不運な状態にすっかり安穏としてしまい、幸運になるという〝変化〟を望まないためです。

いつも失敗ばかりしている人、成功とは無縁の人というのは、このように変化を望まない潜在意識に足を引っ張られていることも、その大きな要因の一つだと言えます。

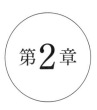

第2章

プラスのメンタルを維持させる
リズム呼吸法トレーニング

「呼吸」は意識と潜在意識が共有する唯一のプログラム

さて、「本番で成功させたい！」と思えば思うほど、逆転のスイッチが入ってしまうのなら、いったいどうしたらいいのか、と思われるかもしれません。しかし、方法がないわけではないのです。

普段は真逆の方向を向いている「意識と潜在意識」にも、唯一、共有する接点があります。

それが、「呼吸」です。

私たちは起きているときも、寝ているときも、呼吸をしています。しかも、寝ているときはもちろん、起きているときでさえ、呼吸を意識することはありません。無意識のうちに呼吸しているというわけです。

「呼吸」は、生きるために最低限必要な行為です。

こうした生きていくためのプログラムは、意識の届かない、潜在意識の支配下にあります。意識しなくても心臓がちゃんと動いていたり、体のありとあらゆる臓器が知らぬまにその機能を果たしてくれているのも同じです。

だからこそ、心臓を意識して動かしたり止めたりすることはできませんし、手っ取り早くダイエットをしたいからといって、胃や腸が食べ物を消化吸収するのをストップさせることもできません。

ところが、それらのうちで、**私たちが唯一「意識的」にコントロールできるのが、呼吸なのです。**

「はい、深呼吸してください」と言われて、意識的に息を吸ったり吐いたりすることもあれば、水中に潜るときには意識的に息を止めたりもします。

このとき、もしいつものように「逆転のスイッチ」が入ってしまったら、深呼吸をしようとしても深呼吸ができず、水の中で息を止めようとしても止められなくなってしまうはずです。

でも、幸いそんなことにはなりません。

このように潜在意識の中にありながら、意識的に働かせることができるのは、唯一「呼吸」だけ。それは、**呼吸が意識と潜在意識、双方にまたがっているプログラム**だからです。だからこそ、意識的に行った呼吸から、潜在意識にある同じ呼吸プログラムを作動させることもできるのです。

そして、この呼吸の特徴を利用すれば、普段は意識とは逆行してしまう潜在意識レベルにも、私たちは意識を経由してアプローチし働きかけることができる、というわけです。

それが、**「呼吸法はメンタルトレーニングの基本中の基本」**と言われるゆえんの一つです。

ですから、古今東西、世に言う潜在能力開発法には呼吸法がつきものです。例えば、お経を読むこともまた、一種の呼吸法であることを考えても、人間は昔から呼吸法の重要性を経験的に分かっていたのだと思います。

「調子のいいとき（プラスメンタルのとき）」に特有の呼吸がある

「呼吸法がメンタルトレーニングの基本中の基本」と言われるのには、もう一つ、理由があります。

私たちが日常生活の中で「調子がいい」と感じるとき、好きなことをやっていたり、前向きに活動していたりするとき、仕事で結果が出ているときには、基本的にはプラスのメンタルを維持している状態にあります。

このようなとき、私たちは無意識のうちに、「プラスメンタル特有の呼吸」をしています。

これには、

■**誰もがそれぞれ持っている**
■**調子のいいとき（プラスメンタルのとき）に行っている**
■**潜在意識の中にプログラミングされている**

という特徴があり、それを私は**「リズム呼吸法」**と呼んでいます。

一方で、マイナスメンタルに陥っているときには、呼吸は無意識のうちに、プラスメンタルの呼吸の型から離れていたり、まるで心臓が不整脈を打つように、自分の呼吸のリズムが乱れていたりしています。

リズム呼吸法は「プラスメンタルのときに行っている呼吸法」ですが、裏を返せば、そのような呼吸ができているからこそ、プラスのメンタルに向かいやすい、プラスメンタルを維持しやすい、ということもできます。

つまり、**たとえマイナスメンタルのまっただ中にあっても、意識的にプラスメンタルの呼吸法を行うことによって、潜在意識にスイッチが入り、メンタルをプラスの方向に向かわせることもできる**ということです。

すべては「リズム呼吸法」から始まる

私は、トレーニング指導をしているスポーツ選手の試合本番前には、彼らの呼吸の状態のチェックを欠かしません。

呼吸が浅かったり、ため息をつきっぱなしでちゃんと息を吸っていなかったり、激しい運動をしているわけでもないのに呼吸が乱れていたりというときは、明らかにマイナスのメンタルにある状態。

頭の中はおそらく、試合の戦略などについて、「ああでもない、こうでもない」と思い悩んだり、「失敗したらどうしよう」と不安に陥っているなど、「うまくやる」「ミスしない」ことにもっぱら意識が向かっているのでしょう。

そんな選手には

「よし、しっかり呼吸していこうね」

と最後のアドバイスをします。

すると選手たちは途端に我に返って、これまでトレーニングしてきたリズム呼吸法を行い、まさに自分を取り戻すかのように、プラスメンタルへとスイッチを切り替えていきます。

このようにスポーツ選手にとって、「強くなる」「勝つ」ために自分のリズム呼吸をつかんでおくことは必須の課題です。

もちろん、スポーツ選手に限らず、仕事でもなんでも、なんらかのシーンで最高のパフォーマンスを行いたい、自分の持てる実力をいかんなく発揮したいというとき、リズム呼吸法は最も有効な手段となります。

さらに、３章以降でご紹介する他のメンタルトレーニングも、このリズム呼吸を取り入れながら行うことが前提になっています。

メンタルトレーニングに関して言えば、**「すべてはリズム呼吸法から始まる」**といっていいでしょう。

幸いなことに、リズム呼吸法はそんなに難しいものではなく、誰にでもできます。

また、いつでもどこでも再現することができるうえ、心を安定させることもできますから、積極的に日常生活の中に取り入れてみてください。

呼吸は「吐く」ことから始まる

おそらく皆さんは、プラスメンタルのときに、どんな呼吸をしているかなど、今まで意識したことがないのではないかと思います。

ここで、プラスメンタルのときの呼吸の一般的な特徴をあげると、

「呼吸が深い」こと

「苦しくない長さ（リズム）」であること

が挙げられます。

では、さっそく、このような「深く、ゆったりめのリズム呼吸」として、手始めに深呼吸をしてみてください。

さて、深呼吸をするとき、皆さんは息を「吸う」ことから始めましたか？

それとも「吐く」ことから始めましたか？

たぶん無意識に「吸う」ことから始めた方が少なくないと思います。

つまり、潜在意識では「吸う」ことを軸とした呼吸を行っているということです。

ですが、これは完全に真逆です。

プラスメンタルの呼吸法は「吐く」ことから。

そもそも呼吸は、基本的に「吐いて」から「吸う」のが正しい順序です。

それは「呼吸」という熟語からも一目瞭然です。吐くことを意味する「呼」が先で、次に吸うことを意味する「吸」が続きます。

まず、息を吐くからこそ、酸素をたっぷりと体内に入れ込むことができるのです。

「吐く」「吸う」ときに「過去の自分を受け入れ」「未来に向かって力強く生きていく」自分をイメージする

「呼吸」とは、吸った酸素を体内に循環させ、二酸化炭素を吐き出す一連の行為です。

一見すると「吸う」ことが先のように思えますが、先ほどから申し上げているように、「吐く」ほうが先ということは、潜在意識がまずは自分の体内から吐き出された二酸化炭素を認めるところから始まる、ということです。

このとき潜在意識は、「以前、生きるために吸った酸素のなれの果ての二酸化炭素を吐き出している」ことを認識します。

つまりは、「以前から生きている自分」を認めていることでもあり、「過去の自分を受け入れている」ということもできます。

過去の自分を受け入れることができなければ、その先の未来の自分を受け入れることはできません。「吐くのが先」ということが意味することの一つは、ここにあります。

また、十分に息を吐き出せば、十分な酸素を取り入れることができます。このときに吸った酸素が、細胞を活発化させ、エネルギーとなり、あなた自身を活動的にし、メンタルをプラスへと導いてくれるのです。

次に「吸う」ということは、「再び酸素を吸うことによって、未来に向かってその酸素をエネルギーとして使っていく」という意味があるのですが、これは「これからも自分は生きていく」という認識であり、意志表示でもあります。

こうした呼吸を通して、潜在意識は「過去も未来も受け入れている」状態にあるわけですが、これというのも、メンタルがプラスの方向にあるからこそ。逆に言えば、**過去も未来も受け入れられる状態が、メンタルをプラスの方向に向けさせるのです。**

いささか理屈っぽく聞こえるかもしれませんが、トレーニングの際や、マイナスメンタルをプラスにするために、リズム呼吸法を実践するときには、**「吐く」ときに「過去の自分を受け入れている自分」を、「吸う」ときには「未来に向かって力強く生きていく自分」をイメージしてみてください。**

これで、トレーニング効果やプラスメンタルへのスイッチ効果も、より確かなものになるはずです。

「ため息」は、マイナスのときにメンタルが出す「最後の助け船」

「吐くことが軸になる」という話に絡んでもう一つ、ため息についてお話ししておきましょう。

調子の悪いとき、何をやってもうまくいかないときに、思わず出てしまうため息にも、メンタル的にはちゃんと意味があります。

ため息はマイナスに向かっているときに、メンタルがひそかに出してくれている「最後の助け船」だと考えてください。

「はぁ〜」とため息が出たら、出しっぱなしにしてはいけません。

ため息は「これからリズム呼吸をしましょう」という、いわばシグナルだと思いましょう。

この場合、すでに息を吐いてしまった状態ですから、息を吸い込むところから始めてみてください。

「ため息が出たら、リズム呼吸開始」

このように呼吸に意識を傾けることによって、「うまくやらないと……」「ここはミスできない！」などと、余計なことに意識を使わなくなるという利点もあります。その結果、プラスメンタルへのスイッチも入りやすくなります。

ところで、テレビのスポーツ中継で、選手が試合前に「ふう～」っとため息をつくように息を吐き出しているのを見かけたことがありませんか。

これも「これからリズム呼吸を始めるぞ」という、一種のメンタルへの働きかけ。ここぞというときに良いリズムで呼吸をしながら、プラスメンタル状態をキープして、結果を出していくためのものなのです。

② 鼻から息を吸う

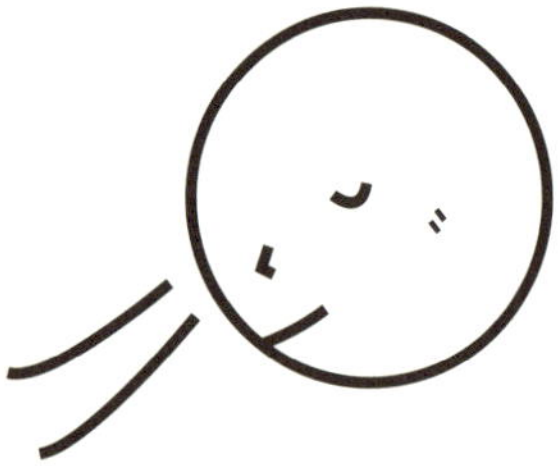

・息を吐く時間の半分から3分の2くらいを目安にして息を吸う。つまり、「吐くほうを長く、吸うほうを短く」（吐くときに6秒かけたなら、吸うときは2秒〜3秒、吐くときが4秒なら、吸うときは2秒〜 2.5秒）。

・吐く・吸う時間の長さは人によって異なるので、いろいろ試してみて、自分にとっていちばん楽だなと思えるリズムをつかむこと。自分にとっていちばん楽なリズムでのリズム呼吸が、プラスメンタル状態のときに無意識に行っている呼吸。

③ 上記①→②のサイクルを、毎日５分くらい行う

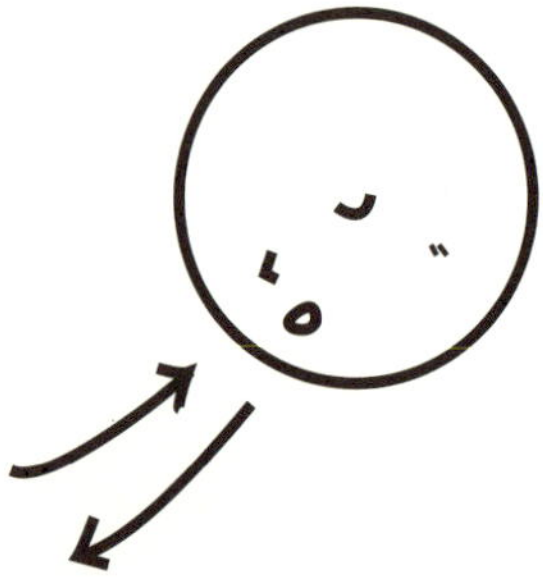

・寝る前などに、落ち着ける場所で行う。これを1週間くらい続けると、この呼吸法が、いざというときにプラスメンタルへと切り替えるスイッチとして、使いこなせるようになる。

！ ①②の「呼・吸」は、胸を膨らませる胸式呼吸ではなく、お腹を膨らませる（正確には横隔膜を上下させる）腹式呼吸で行う

・腹式呼吸に慣れていない人は、あおむけに寝て呼吸してみる。この体勢だと、自然に腹式呼吸になるので、この方法で腹式呼吸のコツを覚えるとよい。

リズム呼吸法トレーニング

① まず、口からゆっくり、たっぷりと息を吐く

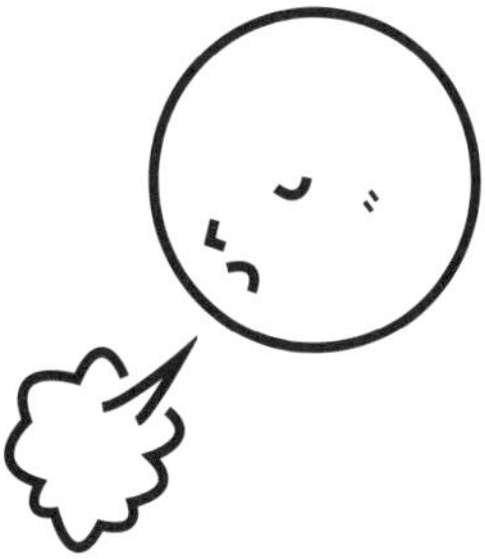

・ゆっくりたっぷり息を吐くことで、体に「これから酸素を十分取り入れるぞ」というサインを送ることになる。

・ただし、「苦しくない」ことが大前提なので、「息を吐き切らない」ように注意。息をすべて吐き切ってしまうと苦しくなり、メンタルはマイナスに走ってしまう。

! **吐くときは口から、吸うときは、「鼻」から**

・口で息を吸うことによって、口の中が乾いてしまうことを防ぐため。また、空気が鼻を通るときに、鼻の中にある脳を刺激するツボに働きかけることができる。

・ちなみに、メンタルがマイナスになっているときには、無意識のうちに、口を開けて呼吸をするいわゆる口呼吸になっていることが多い。特に鼻が詰まっているというわけでもないのに口呼吸をしているときは、メンタルがマイナスに向かっているサイン。こういうときには意識的に鼻で息を吸うようにし、即、リズム呼吸を開始すれば、プラスメンタルへスイッチが切り替わりやすくなる。

第3章

失敗経験を成功経験に変換する
イメージ力トレーニング

ゴルフは、「ミスすること」を前提に成り立っているスポーツ

「はじめに」で少し触れたように、私はメンタルトレーナーを仕事にしています。

中でも、何人ものプロゴルファーのトレーナーを務めてきました。

「ゴルフはメンタルのスポーツ」ともいわれますが、ゴルフをされたことがある方は、それを強く実感されているのではないでしょうか。

「そうそう、ショットやスコアは、そのときの精神状態にすごく左右されますからね」と。

ちょっとした心の乱れが、ショットに大きく表れてしまうことなど日常茶飯事。プレッシャーに負けたり、集中力が持続しなかったりして、いつも同じようなミスを繰り返してしまうというゴルファーも少なくありません。

確かにゴルフでは、そのときどきの精神状態や集中力、またプレッシャーの有無や大小が、プレーの結果に少なからず影響することは否めません。

でも、それは、サッカーでも野球でも、陸上競技でも体操でも、ありとあらゆるスポーツに当てはまることです。

その中でも、とりわけ**「ゴルフはメンタルのスポーツである」**と言われるゆえんは、どんなところにあるのでしょうか？

それはまず、ゴルフには「ミス」がつきものだということ。

言い換えれば、ゴルフが「ミスを前提にしているスポーツ」だからです。

そして、**ゴルフの醍醐味は、こうしたミスや失敗を修正していくこと**にこそあります。

例えば、最初のティーショットをミスして林に打ち込んでしまったとしても、二打目でそこからうまく打ち出し、フェアウエイ（芝が短く刈り込まれ、打ちやすい場所）のいい場所に落とせれば、パー（規定の打数）でホールを回って結果オーライ、ということもいくらでもあり得ます。

また、一番ホールでダブルボギー（規定打数より二打多い）をたたいてしまっても、二番以降のホールでバーディ（規定打数より一打少ない）を二回取り、それ以外のホールで着実にパーを取っていけば、とんとんのイーブンです。

このようにゴルフでは、一度失敗したからといって、一巻の終わりになるわけではありません。一度や二度失敗しても、全一八ホールの間に、いくらでもミスを挽回するチャンスがあります。

これが陸上の一〇〇メートル走ではそうもいきません。

スタートの出遅れは、そのまま致命傷になります。途中で転びでもしようものなら、もう取り戻しようがありません。

それに、そもそもゴルフのコースにはティーグラウンドからグリーンまで、わざわざ山あり谷ありの起伏がつくられていたり、曲がりくねっていたり、林や池やバンカーなどのハザード（障害）があちこちに仕掛けられているのはなぜでしょうか。
それもこれもすべて、プレイヤーの「ミス」を誘うためにほかならないのです。

すべては「ミス」から始まる

いくらゴルフコースがミスを誘うようにできているとしても、できれば、コース設計者の思惑にはまらず、どんなハザードもスルーしていければ、それに越したことはない、と皆さんも思われるでしょう。

しかし、ここでメンタルの持つ性質を思い出してください。
「ミスしたくない」という思いが強ければ強いほど、悲しいかな、裏腹な結果が出てしまうのです。

一番ホールのティーグラウンドに立った瞬間に、極度の緊張に襲われ、身体はガチガチ。普段、練習場では一度も出したことのないようなミスショットを叩いてしまう……。

まるで、どこかから「カチッ」という「逆転のスイッチ」が入った音まで聞こえてきそうな状況です。

でも、もともとミスを誘うようにつくられたコースなのですから、ここはもうとにかく、「ゴルフはミスをすることが当たり前のスポーツなのだ」と割り切るべし、です。

ゴルフ同様、**世の中のあらゆるものごとは、初めからうまくいくわけではなく、「ミスからスタート」するもの、**といってもいいでしょう。

そして、だからこそ人間には生まれながらにして、メンタルが備わっているのです。

私たちにメンタルが備わっているのは、生きている以上は「失敗して当たり前」だからです。

失敗するからこそ「メンタル」の能力が開花する。実は失敗経験こそがメンタルの力をより高めてくれるのです。

メンタルの本質とは「失敗を修正する能力である」ということもできるのですね。

より具体的に言えば、「昨日より今日、今日より明日はもっと良くなる」こと、「昨日できなかったことが今日にはできたり、今日できなかったことが、明日にはできるようになっている」こと。たとえ今日、失敗しても、いつかはその失敗を克服し挽回する。それを可能にするために、どんな人にも生来の「修正能力」であるメンタルが備わっているのです。

ですから、ここは**腹をくくって、ミスや失敗を真正面から受け入れましょう。**「失敗」は恐れるべきものでもなければ、避けて通らなければいけないものでもありません。

もし、自分のミスや失敗を受け入れられず、否定してしまったなら、そのミスや

失敗は修正される機会を失ってしまいます。つまりは、将来にわたって、同じミスや失敗を繰り返し続けることになるのです。修正する能力のバージョンアップもまた見込めません。

当たり前のように起こるミスをどう回避するか、ではなく、どう挽回していくのか。

これこそ、ゴルフの醍醐味です。そして、おそらく人生の醍醐味もここにあるのではないでしょうか。企業の経営者や成功者に、ゴルフ好きの方が多い理由は、こういうところにもあると考えられます。

彼らは、数々の失敗や困難を乗り越えて目標を達成し、実績を上げてきました。決して最初からミス一つせず、成功し続けてきたわけではないのです。また、その都度、環境の変化にも対応しながら、ビジネスを続けています。

そんな百戦錬磨の彼らにとって、もしゴルフコースが平坦で、簡単に攻略できるものだったら、これほどゴルフが人気を集めることはなかったでしょう。

あちらこちらにミスを誘う仕掛けが用意され、「一筋縄ではいかない」からこそ、ゴルフは楽しく、やりがいがあるのです。

失敗は未来に輝くダイヤモンドの原石

では、メンタルから見ると、ミスはミスでなく、失敗は失敗でないとすれば、いったい何なのでしょうか。

強いていうなら、ミスや失敗は「アクシデント」。

しかも、**「将来成功していくためのアクシデント」**なのです。

まずは、何はさておき、ミスや失敗経験を受け入れてください。

受け入れられれば、ミスや失敗経験は、その後、適切な修正プログラムを組んでいくために必要な「情報」や「知識」として、メンタルにインプットされます。

その知識や情報から、私たちは「気づき」を得ることができるのです。

なぜ、このようなミスをおかしてしまったのか。
このようなミスをおかさないためには、どうすればよかったのか。
そして、今後どうやって修正、挽回していけばいいのか――。

こうして、**ミスや失敗をめぐって得た気づきが、未来に向けて活かされていきます。**
メンタルには、過去の経験による知識や情報、そしてそこから得た「気づき」が常に蓄積されていきます。**経験を積んでいけば積んでいくほど、また、得られた気づきが多ければ多いほど、メンタルの引き出しは際限なく増えていくのです。**

すると、ミスや失敗をしたときでも、数ある引き出しの中から、臨機応変に「こうすれば大丈夫」という修正法を、無意識のうちに引っ張り出すことができるようになります。

こうして、過去を踏まえて未来を修正できる能力が、バージョンアップされていくのです。

失敗は時に痛みを伴うものでもあり、少なからず歓迎できるものではないかもしれません。しかし、ダイヤモンドの原石のように、あなたのメンタルによって磨き上げられれば、いつか光り輝くときが訪れるはずです。

「マニュアル」は一部修正してこそ役に立つ

巷には「○○のための成功法則」「○○上達マニュアル」「失敗しない○○法」といったたぐいの本やウエブサイト、情報商材があふれかえっています。

ところが、この手のマニュアル本や情報商材を使えば、どんな人でも必ず一〇〇％確実に上達し、失敗しない、というわけではありません。

確かに、基本中の基本や、ごくごく簡単なレベルの技術を習得する分にはマニュアルテキストで十分なのかもしれません。

しかし、そもそも簡単にはできないことを、「失敗せずにうまくやる、成功させるためにはどうするか」、その答えが欲しいときに、私たちはマニュアルを必要とするのではないでしょうか。要は複雑に絡み合った問題を解決しなければならないような場合に必要とするものであって、通り一辺倒のマニュアルではとてもではありませんが、対応しきれるものではありません。

マニュアルは、「このようなときに、このようにすれば、うまくいく（失敗しない）」というように定型化したものですが、この「このようなとき」というところが曲者です。

「このようなとき」とは、「ある一定の環境、条件、状況下では」ということですが、だいたいにおいて、マニュアルが想定している環境や条件、状況と一〇〇%同じケースなどあり得ないでしょう。

例えば、ゴルフのスイングにしても、理想の形は実に十人十色。その人の身長や体重、利き手、利き足、握力、さらには体の柔らかさや硬さによって千差万別です。マニュアルはそれをできる限り平均化してつくられていますから、いわゆる「マニュアル通り」にやっていたのでは役に立ちません。

そこで大切になってくるのは、

「どのようにマニュアルを自分に合うようにアレンジするか、活用するか」
「マニュアルをヒントに、そのときの自分に当てはまるパターンをいかにつくるか」

なのです。

マニュアルは臨機応変にアレンジや応用を加え、「一部修正」してこそ役に立つのです。

刻一刻とあなたも、メンタルも変化している

同じようなことは、メンタルにインプットされる「経験」や「知識」にも言えます。

せっかく成長する機会になるミスや失敗経験を、インプットしたまま、単なる経験や知識・情報に終わらせてしまうと、将来的には全く役に立たないシロモノになってしまいかねません。

過去の成功経験にしても失敗経験にしても、「1＋1＝2」のように、それがそのまま「こうすればこうなる」という形で一〇〇％役立つのは、過去の経験とまったく同じ環境、条件、状況下にあるときだけです。

しかし、一見、物理的には同じような状況や条件下にあるように見えても、私たちは刻一刻変化しています。

少なくとも生物学的には、ヒトの細胞はおよそ六年周期ですべて生まれ変わるといわれていますが、六年目にいきなりすべてが生まれ変わるわけではなく、六年の間に

徐々に変化しているのです。

つまり、細胞レベルでいえば、今日の自分はもはや昨日の自分ではないどころか、一秒前の自分と今の自分は全く同じではない、ということになりますね。

細胞レベルにまで突っ込んでしまうのは少し極端ですが、少なくとも、今朝の自分と、明朝の自分には大きな違いがあります。それは、起きてから寝るまでの間にも、さまざまな経験を経ているからです。

一日の間に小さな経験を積み重ね、「上書き」していきながら、メンタルはバージョンアップしています。

たとえ、あなたがいつもと変わらぬ平凡な一日を過ごしていると思っていたとしても、です。

「ああ、やっちゃった……」の後が肝心

では、失敗経験をインプットされたままの単なる経験や知識・情報に終わらせないためには、どうしたらいいのでしょうか。

最も確実で有効なのは、ミスや失敗経験をいったん「知識・情報データ」として受け入れた後に、ある「データ処理」を行うこと。

そのデータ処理の仕組みをお話しする前に、ここでちょっと皆さんの失敗時の思考や、行動パターンについて、分析しておきたいと思います。

ここぞというときにうっかりしくじったり、ミスをしてしまったりすれば、誰しも「あぁ、やっちゃった……」とガックリくるものですよね。

問題はここからです。

その直後に、どのような思考や行動をするのか――。

次の四つのパターンに分けてみましょう。

①「ああ、やっちゃったよ……」と、何度もミスしたことを思い出しながら、ショックを引きずる

②「こんなミスは、たまたま起こったこと。もう考えないようにしよう」と、努めてミスを忘れようとする

③「ミスをしたのは、自分のせいじゃない」と、ミスを誰かの、あるいは何かのせいにしようとする

④「ミスしちゃったことは仕方ないのだから、それはさておき、なぜこういうミスが起きたのか？」と、ミスに対する反省や後悔はいったん〝棚上げ〟して、ミスそのものに注目し、原因を探る

さて、あなたはどのパターンでしたか？
いつも同じパターンとは限らないかもしれませんね。

〝やらかしてしまった〟ミスの内容によっても、リアクションは変わってくるかもしれません。その日のテンションにもよるでしょう。

いずれにしても、このようなパターンが、ミスをした後のあなたのメンタルや行動にどう結びついていくのか、が大事なポイントです。

では、具体的に見ていきます。

「やらかした」後のリアクションによって、失敗は気づきへと変わる

1のパターン

……同じミスをこの先、何度も繰り返すはめになり、メンタルは自滅の方向に突き進む。

おかしたミスを何度も思い出すということは、メンタルにとっては、思い出した数

の分だけミスを経験するのと同じこと。

そのうえ、**メンタルには、最後に上書きされた経験が同じような場面に遭ったときに表れやすいという性質があります。**

これが「良い経験」の上書きなら、メンタルは上向きにアップデートされていきますが、ミスのように「望ましからざる経験」が幾重にも上書きされていけば、メンタルはどんどんマイナスの方向に向かい、最終的には自滅していくことになります。

2のパターン
……1同様、同じミスが繰り返される結果になる。

「ミスしたことを忘れよう」と意識すればするほど、「逆転のスイッチ」により潜在意識はその経験をメンタルにしっかりと刻みつけ、上書きしていきます。結果的に1と同じようなことが起こってしまいます。

3のパターン

……メンタルの「修正能力」の大前提である「ミスを受け入れること」を拒否している状態。

ミスを受け入れないのも大問題ですが、さらに悪いことには「自分のせいではない」と思えば思うほど、逆に潜在意識は「ああ、自分はミスしてしまったんだ……」と何度も繰り返し、自分に言い聞かせているようなものだということです。

ミスした経験だけがメンタルの中で繰り返されるので、やはり、マイナス、自滅の方向へと突き進むことに。

4のパターン

……ミスをおかしてしまった際のリアクションとしては理想的なパターン。

ミスを受け入れながらも、ミスしたこと自体にはとらわれない。そして、おかしたミスに対して「客観的に」向き合い、ミスの原因を「冷静に分析」している状態です。

まさにこれこそが適切な「データ処理」です。

1から3のように、ミスに「引きずられる」ことなく、ミスそのものを一つのデータとして分析し、「なぜミスしたのか」という原因をつかむことさえできれば、「このような場合には、このようなミスが起こる」という知識・情報データが、メンタルの引き出しにファイリングされます。

さらに、分析と考察を重ねた結果、「このようにすれば、ミスを避けられるのではないか」という新しいデータ、すなわち「気づき」が得られます。

この「気づき」による最新にして有益なデータが、今後、有効活用されることになるのですが、この一連のデータ処理と活用システムこそが、メンタルによる修正システムなのです。

メンタルの二つのイメージ力が、失敗経験を成功経験に変換する

メンタルによる経験や情報のデータ処理・データ活用の際には、「メンタルの持つ力」の中の「イメージ力」が大きく働いています。

このイメージ力には、「体感イメージ力」と「客観イメージ力」の二つがあります。体感イメージ力は、五感イメージ力ということもできます。五感、つまり、聴覚・視覚・臭覚・触覚・味覚のイメージです。

また、**「客観イメージ力」**は、**経験や情報を「他人事《ひとごと》」にする力**、**「体感イメージ力」は「自分事」にする力**、と言い換えることができます。

メンタルがプラスの方向に向いているときには、これらのイメージ力がうまく働いて、失敗してもミスを引きずることなく、当初の失敗経験はメンタルには成功経験となってフィードバックされる、という仕組みがあります。

90～91ページの図は、その一連の流れを示したものです。

まずは客観イメージ力によって、失敗経験を「他人事」として客観的に分析し、原因究明をすることによって「こうすればうまくいく」という気づき（＝バーチャルな成功経験）を得る。この気づきが体感イメージ力によって「自分事」としてリアルな体験にコンバートされ、メンタル上には成功体験として上書きされる、というシステムです。

なんとも都合の良すぎるシステムですが、実際、メンタルには私たちの想像を超える力がある、ということをあらためて認識していただけるのではないでしょうか。

④ まもなく客観イメージ力によるデータ分析の結果、「ミスの原因」が解明。

・その原因をさらに解析していくうちに、
客観イメージ力が、
「そのようなミスを防ぐ方法」を
突き止める（＝こうすればミスする
ことなく、うまくいくという「気づき」）。

⑤「こうすればうまくいく」という気づきは、「こうして、うまくいった」という、新しい経験データ（バーチャルな成功体験）に変換される。

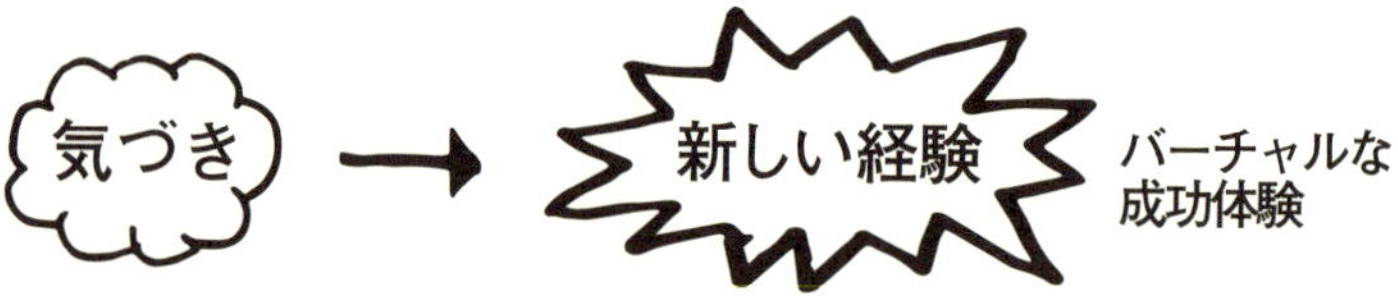

⑥ ⑤の新しい経験データは、「体感イメージ」となって、再び「自分事ファイル」のほうに移動、ファイリングされる（メンタル上はリアルな成功体験となる）。

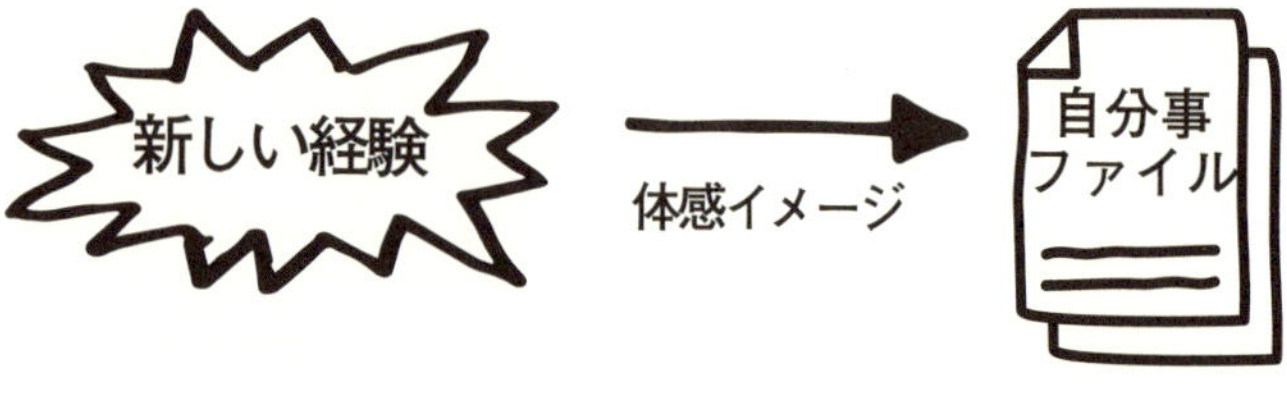

自分事ファイルから他人事ファイル→成功体験へフィードバック

① ここ一番というときに、大失敗。「ああ、やっちゃった……」と一瞬ガックリする。

・このときには失敗の経験・情報データは「自分事ファイル」の中に入っている。

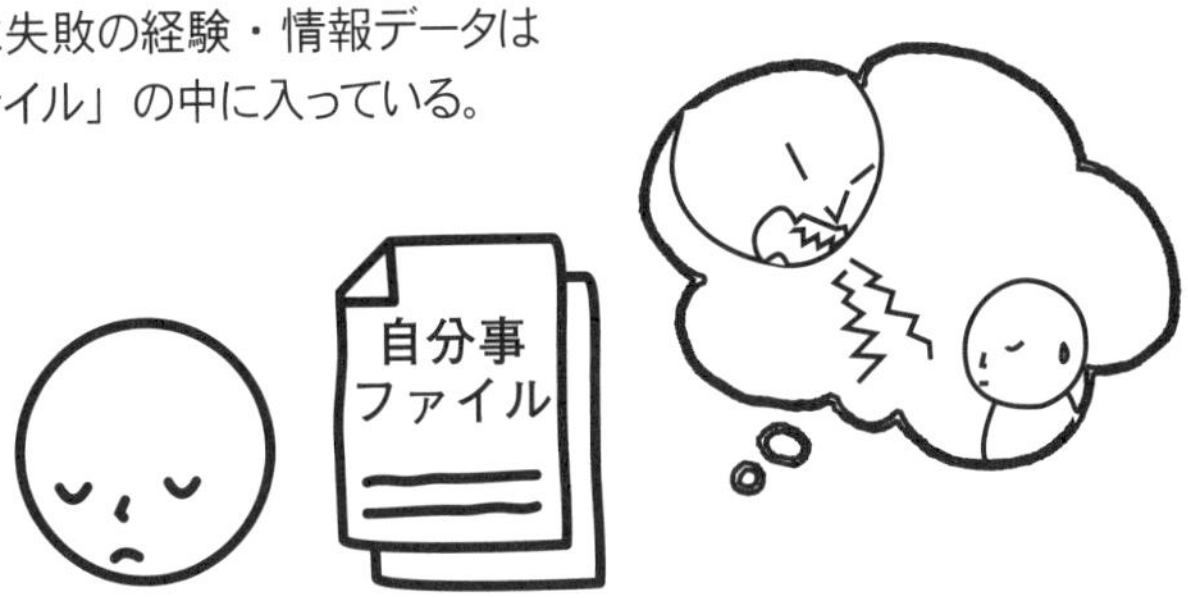

② メンタルでは瞬時に、「客観イメージ力」が稼働し始める。

・この瞬間、失敗の経験・情報データは「他人事ファイル」に移動する。

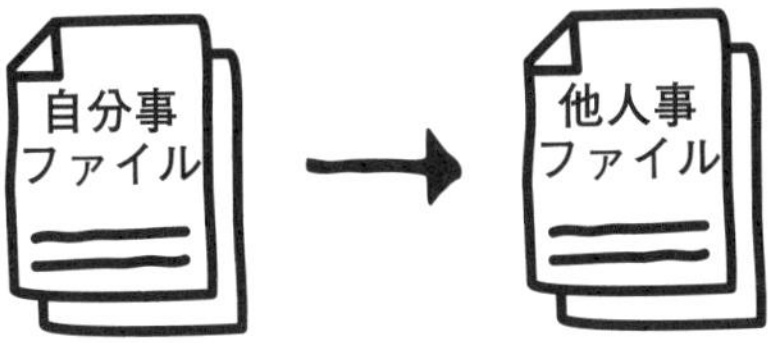

③「どうしてこんなミスをおかしてしまったのだろう？」と「他人事ファイル」の中に入った失敗経験・情報データを、客観イメージ力が一所懸命、分析し始める。

どうして失敗は繰り返されるのか

先ほどご説明したとおり、メンタルがプラスの方向に向いているときには、失敗した瞬間に

「客観イメージ力」が稼働

←

失敗をいったん「他人事」にする

←

予防策への気づき

←

「成功経験」としてフィードバックする

という過程を辿ることができます。

しかし、メンタルがマイナスの方向に向いているとき、あるいは失敗した瞬間にマイナスの方向にＵターンしてしまうと、この客観イメージ力が働かなくなるのです。

すると、失敗経験の情報は、「自分事ファイル」の中に取り残されたままになります。84ページの1は、自分事ファイルに入ったままの「ミスしちゃった」経験を繰り返し思い出すことによって、体感イメージとして「何度も経験した」ことになった状態です。こうなると、この失敗体験が「クセ」になってしまい、無意識のうちに同じ失敗が繰り返されてしまいます。

「トラウマ」も、このように自分事ファイルの中に、失敗経験や恐怖体験など、自分にとって不本意な経験、嫌な体験が、何のデータ処理もされずに取り残されたままになっていることによって起こります。何かの拍子にその嫌な体験が再現されたり、再現されそうになることを恐れることによってトラウマとして残ってしまうのでしょう。

ゴルフをはじめとするスポーツ競技で、アマ・プロ問わず恐れられている運動障害に「イップス」があります。

一九三〇年代に活躍したプロゴルファー、トミー・アーマーが発症したことで知られ、突如、瞬間的に、ある動作ができなくなったり、体全体が動かなくなるという症状が出てしまうというものです。

最近では、イチロー選手が高校生のときにイップスになり、投げられなくなったことをインタビューで告白したことも話題になりました。

私は福岡ダイエーホークスでメンタルトレーナーをしていた頃、のちに三冠王にも輝いた松中信彦選手と個人契約を結び、共にトレーニングに励んだことがあります。

当時、松中選手は守備につき、ボールを投げるときに、いきなり全身に緊張が走り、コントロールがままならないという事態に陥っていました。まさに「イップス」に悩まされていたのです。しかし、イップスの原因になるような失敗の記憶はないという松中選手。

そこで、どんどん記憶を遡ってみると、ようやく思い当たる出来事に辿り着いたのです。

学生時代のこと、彼は利き腕である左腕を手術し、その間、体をなまらせないように、右手でキャッチボールをしていたそうです。利き腕ではないので、もちろんコントロールがうまくいかず暴投ばかりでした。

やがて手術を終え、再び利き腕である左手で投げるようになったのですが、しばらくはコントロールが不安定な時期が続いたとのことです。

おそらくこの間に、潜在意識では、ボールを投げると、コントロールがうまくいかないという情報が蓄積されたのだと思います。

投球はやがて元通りになったのですが、一〇年以上も経って、ふとしたきっかけで、かつて潜在意識に刻まれた負の情報がふっと浮かび上がってきた。これがイップスの原因だったのだと思われます。

イップスは精神的要因によるものだと言われていますが、これも自分事ファイルの中で増幅された失敗経験や、「こうあってほしくない」体験が再現されるのを意識的に抑えようとするために、「何もできなくなる」＝体が動かなくなる現象と言えるでしょう。
失敗経験を適切に処理せず、そのままにしておくと、このようにいつまた再現されるか分からない危険性があるのです。

メンタルには、バーチャル（イメージ）とリアル（実体験）の区別がつかない

イメージ力によって成功経験を導き出せたり、逆に失敗経験が繰り返されたりする秘密は、「メンタルには、実体験とイメージ体験の区別がつかない」からです。メンタルには、バーチャルとリアルの境目がありません。そのため、想像の中で経験したことも、実体験として蓄積されていきます。

つまり、**過去に数少ない成功体験しかなかったとしても、そのイメージを繰り返す**

ことで「成功体験を増やす」こともできる。それどころか、実際には全く経験していないことでも、イメージ体験によってメンタルに経験情報として刻むことができれば、その情報をタイムリーに引き出すこともできるのです。

例えば、大事な仕事の契約が取れなかったとき、「ああ、失敗しちゃった……」とショックを受けながら、他の仕事に取り掛かりつつも、ずっと「失敗しちゃった……」と何度も何度もミスした経験を思い起こし続けていた場合。

一方で

「契約は失敗したけれど仕方ない。どうも説得力不足だったようだな。次からは他の手を考えよう」

と気を取り直して、さらに、

「この失敗を挽回するためには、多少脈のありそうだったA社とB社をもう一度訪問して、今度はこんなふうに営業トークを展開すれば、契約成立間違いないぞ！」

と、次の戦略を練ることに集中した場合。

この二つの場合では、結果に大きな違いが出ることは、もう皆さんお分かりですね。

また、例えば「明日は出張だから、いつもより二時間早く、朝四時に起きよう！」と決意して目覚まし時計をセットして眠ると、朝四時近く、目覚ましが鳴る少し前に自然に目が覚めた——といった経験をしたことはありませんか？

これも実は、メンタルのイメージ力のなせる業です。

「朝四時に起きよう！」と目覚ましをセットした瞬間に、「明日の朝は四時に起きました」という、日本語的には矛盾した表現なのですが、未来のことがすでに達成された経験としてメンタルに刻みつけられます。その結果、実際に明朝四時になったときには、潜在意識が目覚めて、予定通りに起床できたというわけです。

この一連の過程で使われたのが「体感イメージ力」です。

望ましくない体験は客観イメージ力で、良い体験は体感イメージ力で処理

「客観イメージ力」「体感イメージ力」、この二つのイメージ力はそれぞれ使いどころが異なります。

また、失敗経験を他人事ファイルで分析し、「気づき」を得て成功経験にコンバートするという一連の流れの中では、それぞれのイメージ力が絶妙なタイミングで連携プレーを行っています。

良い体験は体感イメージ力で情報処理され、悪い体験は客観イメージ力で情報処理されているのです。

ところが、「失敗を失敗に終わらせない」メンタルの力＝「客観イメージ力」は、メンタルがマイナス方向を向いているときには、すんなり出てきてくれません。

マイナスメンタルにあると、いつまでもうじうじと失敗したことを引きずりやすい

ものです。

失敗を引きずることによって、客観イメージ力はますます出にくくなり、体感イメージで覚え込んだ失敗経験を繰り返し、それがさらにメンタルをマイナス方向へ向かわせるように追い打ちをかけるのです。

この負のスパイラルを断ち切るためには、前述の「リズム呼吸法」を使って、まずはメンタルのスイッチをプラスに切り替えてください。


一方、何かをやり遂げたとき、目標を達成したときなど、成功体験をしたときには、「体感イメージ力」を働かせて、未来のさらなる成功に備えておきましょう。

例えば、難航していた交渉ごとを見事解決に導いて大口の取引先との契約が成立したとき、趣味の陶芸で素晴らしい作品を完成させたとき――こういうときには、その成功の瞬間に素早く「体感イメージ力」を出せるようにします。

そうしてこのときの成功経験のシーン、成功に至るまでのストーリーを、体感イメージ力によって五感すべてで味わい、それぞれの五感でキャッチした感覚をしっかりとメンタルに刻みつけておきます。

こうしておけば将来、同じような成功経験を再度引き出したいというときに、この五感すべてのイメージを再び自分のなかに描き出せばいいのです。

体感イメージ力は五感＋達成感を使ってイメージする

例えば、普段の練習では四回転ジャンプの成功率が五割程度のフィギュアスケートの選手が、絶好調のときには、本番で見事ジャンプを成功させることができるのも、体感イメージ力のなせる業です。

えてして、スポーツ実況などでは解説者が、そうした選手を「メンタルが強い」と評することがありますが、より正確に言えば、成功したときの感覚を本番で蘇らせることができたからこそ、です。つまり、体感イメージ力を駆使するのに長けている、ということなのですね。

かつての成功体験をイメージして、メンタルに書き込めば、いざというときにその成功体験を再現させることができる——といっても、ただやみくもにイメージさえすれば、メンタルにリアル体験として刻まれるわけではありません。

ここにも「コツ」があります。

「本当に体験しているように想像する。イメージする」ということ。

あたかも舞台のワンシーン、映画のワンカットを、理想通り、目標通りに演じている自分を思い起こしてみるのです。

リアル体験として刻むには、単なる〝想像〟ではなく、実際に五感を駆使して、体や感覚で体験するような体験イメージを描く必要があります。

野球のバッターなら、快心のホームランを打ったときに、投手が投げてきたボールが自分に近づいてくるシーン（**視覚**）、バットにボールが当たったときに手に伝わってくる感触（**触覚**）、ホームランを打った瞬間に上がる歓声（**聴覚**）、スタジアムを吹き抜ける風に運ばれてきたマウンドの土の匂い（**嗅覚**）といった、ところでしょうか。

また、成功したときの達成感を思い出すのも、とても大事です。

達成感は次なる目標へのモチベーションになり、「メンタルのエネルギー」になるのです。

五感イメージに加えて、達成感というプラスの感情を呼び起こすことで、メンタルのスイッチもプラスに切り替わりやすくなります。

お風呂に入っているときの体感を五感で蘇らせる

鈍くなってしまった体感イメージ力を呼び戻したり、より効果的に発揮するためのトレーニング法として最もシンプルなのが、

「お風呂に入っているときの体感を蘇らせる」

という方法です。

このときに、自分が五感でキャッチしていることを、例えば次のようにそれぞれ想像してみます。

①触覚：お湯に包まれた肌に感じる温かさ、ぬくもり、気持ちよさ
②視覚：たちのぼる湯煙
③聴覚：お湯がチョロチョロ流れる音
④嗅覚：石鹸のいい香り
⑤味覚：お風呂上がりに飲む冷たいお茶や牛乳、ビールの味や喉ごし

このように入浴のときの感覚を思い起こすことで、自分の中に潜んでいた体感イメージ力が呼び覚まされ、本来使われるべきプラス方向に機能するのです。

「こんなことで？」――と思われるかもしれませんが、特に日本人にとって湯船にゆっくり浸かるお風呂での「至福のひととき」は、最もプラスのメンタルになりやすいとき。それだけに、体感イメージ力もプラスの方向にスムーズに出やすくなるのです。

もっとも、日本人といえども「お風呂嫌い」の方もいらっしゃいますから、あくまでお風呂でのイメージ法は一例で、要は、自分の「メンタルが最もプラスになりやすいとき」のことを、五感を使いながらイメージすればいいのです。

例えば、趣味の陶芸に打ち込んでいるときがいちばん幸せという方なら、ろくろを回しているときの音（聴覚）、粘土の感触（触覚）や匂い（嗅覚）、焼き上がった器の仕上がり具合（視覚）、手づくりの器で飲むお茶の美味しさ（味覚）などをイメージしてみましょう。

もちろん、窯に入れて焼き上がりを待つときのわくわく感や、思い通りに作品が仕上がった喜び、達成感も、想像してください。

このように明らかに自分が「プラスメンタル状態」のときの出来事や体験を思い出し、そのときに五感でキャッチしたことを思い起こして、イメージしてみましょう。

客観イメージ力は自分の失敗体験をVTRを観るように客観的にとらえる

さて、次は客観イメージ力トレーニングです。

客観イメージ力は「他人事のように自分を想像する」イメージ力です。

体感イメージ力トレーニングでは、まさに自分が映画の主演を演じるようなイメージでしたが、今度は居間でテレビを観るような、映画館で映画を観るような感覚で、客観的に想像するイメージだと考えればいいでしょう。

とりわけ注意してほしいのは、先ほどの体感イメージ力トレーニングとは真逆で、「体感」や「五感」を決して入れてはならない、ということ。

客観イメージ力トレーニング

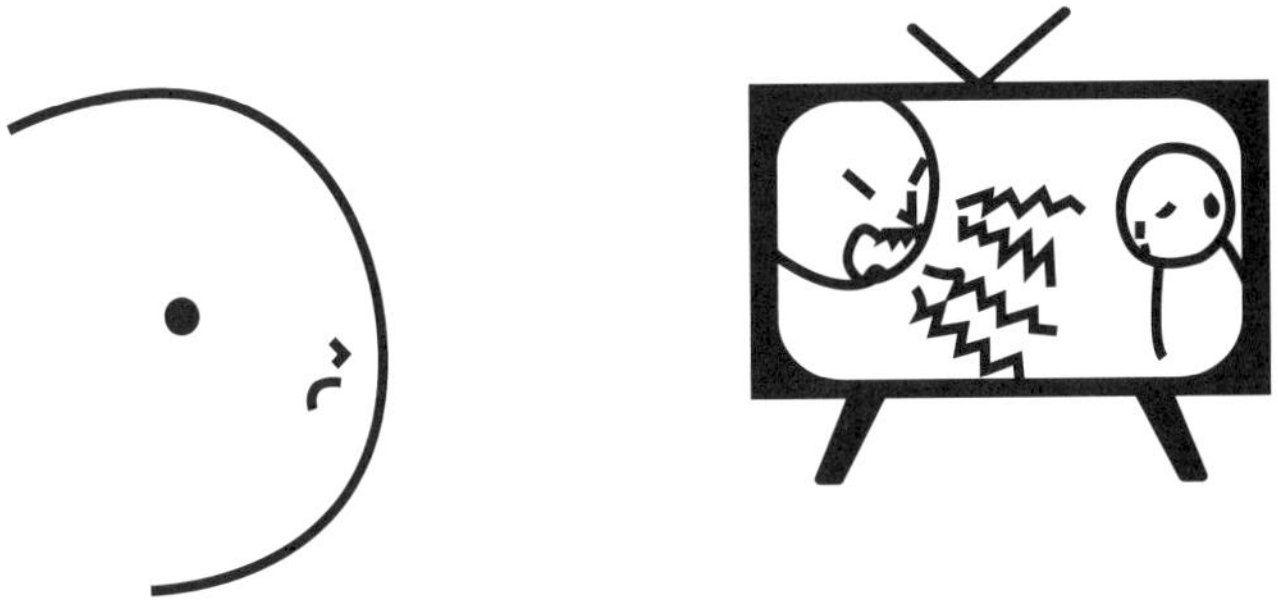

① テレビ画面のようなものを想像し、自分の失敗したシーンをＶＴＲのように再現する。

② 怒られている自分を画面の外から眺めるようなイメージで想像する。

③ 体感イメージが蘇ってきてしまったら、リズム呼吸をして落ち着きを取り戻す。

ところが、現実にはこれがなかなか難しいのです。

客観イメージ力は本来、失敗した直後に出てくるものです。だからこそトレーニングでは、客観イメージと失敗経験を直接リンクさせながら行うことになります。

具体的には、例えば過去に仕事でミスをした経験を思い起こし、ＶＴＲに収録した画像を再生画面に映し出して観るように、そのシーンを眺めてみる——というようなトレーニングなのですが、そもそも自分の失敗経験を、はじめから他人が行っているかのように客観的に眺めるというのは、ほとんど不可能に近いと言えます。

自分の〝失敗ストーリー〟のＶＴＲがスタートし、いよいよ失敗した場面にさしかかれば、やはり無様な自分の姿を目の当たりにして、ガックリきてしまうのは仕方ありません。

しかし、このように落ち込むこと自体が、すでに客観的になれていないという証拠で、まさに「自分事」として観て、「体感」してしまっているのです。

この瞬間、にわかに体感イメージ力が負の方向に働き、マイナスメンタルのスイッチが入ってしまいます。

そこで、客観イメージ力トレーニングでは、第一に、体感イメージが出てこないようにする〝対・体感イメージ防衛策〟を取る必要があります。

嫌な気分になったら「イメージ失敗ＶＴＲをストップしてリズム呼吸を行う」をくり返す

こんな体感イメージが出てくるのは、過去の失敗経験を引きずっているからです。これでは失敗経験の情報を何度も何度もメンタルに蓄積してしまうことになります。

まずは、イメージ失敗ＶＴＲの画面を観ながら嫌な感覚、体感イメージが出てきそうになったら、そこで画面を観るのを――失敗経験をイメージするのを――いったんやめてみましょう。

そして、その直後に「リズム呼吸法」を行い、自分のリズム呼吸に意識を向けるのです。

自分が心地いいリズムで吐いて、吸って、吐いて、吸って……。

これを繰り返すうちに、嫌な感覚は薄れ、メンタルもプラスの方向に、スイッチが切り替えられていきます。

こうして、またプラスのメンタルが取り戻せたところで、再度、先ほどの自分の失敗体験のイメージVTRスタートです。

それでもまた、自分の失敗シーンをイメージして嫌な気分になったら、そこでまたVTRをストップし、リズム呼吸を行います。

このサイクルを続けていくうちに、いつか必ず、自分の失敗シーンをイメージしても嫌な気分にならずに、完全に「他人事」のように見られるようになります。


プラスメンタルにあるときなら、失敗してもすぐに客観イメージ力が出てくるので問題ありません。しかし、マイナスメンタルにあるときは、体感イメージ力のほうが出てきやすい。ミスや失敗が大きければ大きいほど、客観イメージ力が出にくく、体感イメージ力が出やすくなります。だからこそ失敗をひきずりやすく、それまでプラスのメンタルにあったとしても、一気にマイナスへとスイッチオンされやすいのです。

常日頃から、呼吸法やイメージ力のトレーニングを行っておけば、いざ大失敗をしたときでも、慌てず騒がず、とっさにリズム呼吸をすることができるようになります。

そして、潜在意識と意識を結ぶリズム呼吸によって、プラスメンタルを呼び戻し、意識的に客観イメージ力を出しやすくすることができるようになるのです。

失敗を防ぐためのマニュアルはメンタルが問題を解く機会を奪うこともある

ちなみに、現代人がマイナスメンタル化しやすいのは、イメージ力がフル稼働できない状態にあることも大きな要因です。

「マニュアル化社会」ともいわれる現代、失敗を防ぐために多くのマニュアルがつくられていますが、先ほども言ったように、メンタルには失敗をさせ、問題を生じさせて、それを解く力を発揮する役割があります。イメージ力トレーニングでは、問題の先読みをして「これは、こうなりそうだな。じゃあ、どのような対策を立てればいいか」と、頭の中で一度ミスを起こさせます。すると、こうすればこの問題は防げると気づいて、ミスが起こらなくなる。

でも、最初のステップはみんな問題を起こすのです。悩んで、力を発揮して、問題を解決した人が、脳内で問題を起こさせ、解決策に気づき、現実にも対処できるからこそ、問題が減る。これはメンタルトレーニングのステップでもあります。

要は、問題が起きないと、メンタルは進化しないのです。

ところが、マニュアルはそもそも問題を起こさないためのものですから、メンタルが問題を解く機会を奪うことにもなります。だから、現代の人たちは、何かが起きたときに対応できなくなって、マイナスメンタルに向かいやすくなってしまうのですね。

だからといって、マニュアルが悪いというわけではありません。失敗する必要のないことは、マニュアルで対応すればいい。メンタルの力を発揮するために必要な失敗は、私たちには最初からきちんと準備されているのですから。

今は、「転ばぬ先の杖」と、子どもの行動や考えの先回りをする親御さんもいますが、それは、その子のメンタルの成長の機会を奪っているともいえます。幼いうちに失敗経験をしておくことは、とても大事なことなのです。

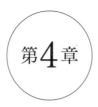

第4章

いざというとき心と体を一致させる集中力トレーニング

集中力はメンタルがプラス状態ならうまい具合に出し切れる

明日が試験だというのに、Jリーグの試合が気になって、どうも勉強に身が入らない。仕事中に、朝、家族とケンカしたことがふと脳裏をよぎって仕事がはかどらない。売上計算をしているのに、外の工事の音が気になって、イライラしてしまう……。

心ここにあらずで、やらなければいけないことに集中できないという経験は誰にでもあるものですが、「自分はとりわけ集中力がない」と悩んでいる方も少なくないのではないでしょうか？

しかし、決して**「集中力がない」わけではないのです。**

例えば、宿題をしているときには、しょっちゅう手を止めて、ちっともはかどらず、「もっと集中して勉強しなさい！」などと叱られる子どもも、ゲームをしているときには、親に呼ばれたことさえ気づかないほど夢中になっている、ということもあります。

「まったくこの子ったら、ゲームと同じくらい、勉強にも集中してくれればいいのに」と親御さんを嘆かせてしまう子どものように、誰しも、**気が進まないことには集中したくてもできないのに、好きなことにはおのずと集中できる**ものなのです。

集中力も、本来、誰もが持っているメンタルの力の一つ。要はいざというときに、集中力が出せるかどうか、です。

この集中力も、他のメンタルの力と同様、メンタルがプラス状態ならうまい具合に出し切ることができます。特に、自分の好きなことをやっているときのように、ポジティブシステムにあるときには、自然と集中状態になれるのです。

ところが、メンタルがマイナス状態にあると、集中したくとも、なかなか集中力が湧いてきません。そんなときに「集中しなくちゃ」と意識すればするほど、例の「逆転のスイッチ」が入って、潜在意識に逆スピンがかかり、ますます集中できなくなります。「集中力がない」と悩んでいる方は、こんなことを繰り返すうちにすっかり

「自分は集中力がない」と思い込み、その思い込みにがんじがらめになってしまっているだけなのです。

目指すは、意識と潜在意識と体を一つにすること

勉強に集中する、テニスの試合中にボールに集中する、人の言うことに集中する、と、私たちは日頃から「集中」という言葉を使っています。

このような言葉の使い方をみると、あたかも自分の外にあるものに向けて集中力を発揮しているかのようにとらえがちです。

しかし、メンタルでいう「集中力」とは、文字通り、「中に集まる」ものの力です。

この、中に集まって力を発揮する源は、次の三つ。

①意識
②潜在意識（メンタル）
③体（肉体）

集中している状態とは、意識と潜在意識と体の三つが同じ方向を向いて、しっかりとつながっている状態であり、また互いに共鳴している状態なのです。もっと簡潔にいうなら、心と体が一致した状態といえます。

人間が「心（精神）と体」で構成されているという見方をすれば、意識・潜在意識（＝心）と体は、人間を構成する三要素です。

私たちは死を迎えると、まず肉体が滅び、さらには意識と潜在意識もバラバラになってしまいます。この三要素がすべてしっかりつながっている状態は、まさに「生きている状態」そのものといえるでしょう。

ですから、私たちは生きている限りにおいて、そもそも集中した状態、集中力を発揮できる状態にあるといってもいいと思います。

ところが、メンタルがマイナス状態にあるときには、往々にして集中できないという状態に陥ります。意識と潜在意識と肉体は一応つながってはいるものの、「こうしたい」という意識に対して、潜在意識に逆スピンがかかってしまっているためです。肉体は潜在意識の支配下にあるために、潜在意識と同様、意識に逆行してしまいます。仕事に集中し、サクサク作業を進めて、サッサと終わらせたいという意識とは裏腹に、体は「集中したくない」潜在意識に支配されているため、他のことに気を取られたり、あるいは力みすぎて先走り、思わぬミスをしでかしてしまったりする。

集中力を取り戻すためには、この潜在意識の逆スピンをストップさせる必要があります。

そして、意識と潜在意識と体が、一つにしっかりつながった状態を取り戻さないと

いけません。そのためにはまず、

「集中できない」という思い込みを取り払うこと。

そのうえで、「集中できる自分」にスイッチを切り替えてください。

これから、「どうも集中できないなあ」というときに集中力を呼び覚ますためのトレーニング法をご紹介しますが、皆さんもその前にここでまず、いつものリズム呼吸を行っておいてください。

体、潜在意識、意識を結びつける「手のひら集中トレーニング」

リズム呼吸は済みましたか？

リズム呼吸が済んだ皆さんに行ってほしいのは、手のひら集中トレーニングです。

手のひら集中トレーニング

① **両手のひらを、ぴりぴりという痛みを感じるまで叩く**

・手のひらは、体のなかでも最も敏感な箇所のひとつ。
手のひらを叩いているうちに、ぴりぴりという痛みを感じてくる。

このぴりぴりという痛みを感じるまで叩いて、痛みを感じたら、いったん叩くのをやめ、少し時間をおく。

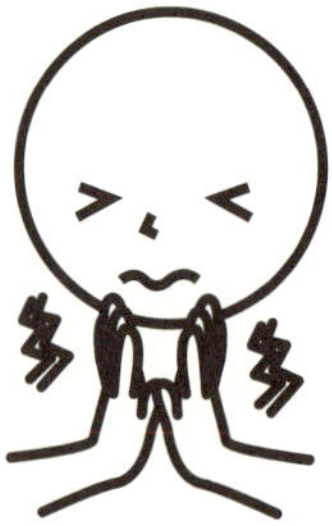

② **時間をおいて手のひらの痛みが引いたら、再び手のひらを叩く**

③ **①〜②を5回繰り返す**

④ **手のひら叩きを繰り返した後に、利き腕のほうの手のひらの全体から、真ん中に向かって意識を持っていき、その手のひらの真ん中のぴりぴりした感覚に意識を集中させる**

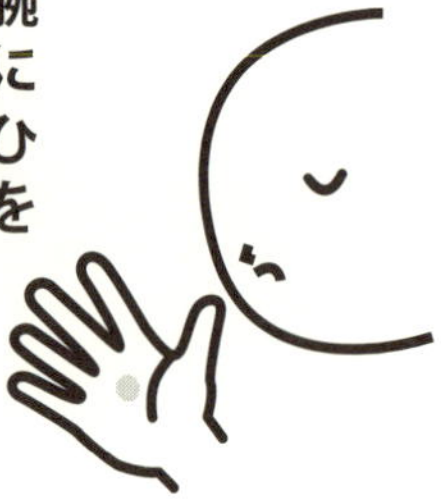

⑤ **③〜④の手順のトレーニングを1日5回、3〜4日続ける**

⑥ **3〜4日続けていくうちに、手のひらを叩かなくても、手のひらの真ん中に意識を向けただけで、そこにぴりぴりとした感覚が呼び覚まされてくる**

※なぜ、手を叩いて刺激を与えてもいないのに、手のひらの真ん中にそんな反応が起こるのか？

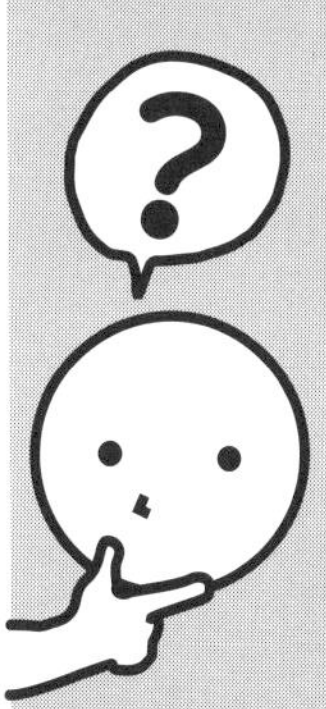

- 刺激も与えていないのに、意識を手のひらの真ん中に向けるだけで反応が起きるというのは、意識と潜在意識と体がひとつにしっかりつながった状態になっている証拠。このトレーニングをさらに続けていくと、反応がより速く、強く出てくるようになる。
- はじめは叩いたときのぴりぴり感という反応だったのが、人それぞれ、自分なりの感覚が出てくるようになる。例えば「冷たい」という感覚、逆に「熱い」という感覚であることも。あるいは、「重く」感じる人もいれば「軽く」感じる人、また、「くすぐったい」感じがする人もいれば、「ぐぐっと押されるような感じ」になる人もいる。「自分なりの感覚」を見つけることが大事。

「手のひら」から、今現在のメンタルの状態を診断

このトレーニングを続けていくと、手のひらを叩いたときの反応がより速く、強く出てくるようになります。

また、はじめは叩いたときにぴりぴりするという反応だったとしても、やがて、人それぞれ、自分なりの感覚が出てくるようになります。

人によっては、それが「冷たい」という感覚であったり、逆に「熱い」という感覚だったりもします。あるいは「重く」感じる人もいれば、「軽く」感じる人、また、「くすぐったい」感じがす

る人もいれば、「ググッと押されるような感じ」を持つ人もいます。
この自分なりの感覚を把握しておきさえすれば、自分のメンタルが今現在、プラスにあるのかマイナスにあるのかが、簡単に分かるようになります。

例えば、「これからいよいよプレゼンだ。頑張ろう！」と力んだ瞬間、たいていの人は「努力逆転の法則」で、メンタルがマイナス方向に向きがちですが、今の自分のメンタルの状態を知りたいなら、トレーニングのように手のひらの真ん中に意識を向けてみます。

このとき、普段が「ググッと押されるような感じ」という人の場合、メンタルがプラス状態にあれば、いつも通りの感覚を得ることができますが、メンタルがマイナスになっていると、この感覚は出てきません。
潜在意識に逆スピンがかかっているために、手のひらに意識を向けても体が反応しにくくなっている、というわけです。

メンタルをプラスにするために、強制的に「自分の手のひらの感覚」をつくりあげる

マイナスメンタルになっているときに、集中力を呼び覚まし、メンタルをプラスの方向に変えるには、「**自分の手のひらの感覚を、強制的につくってしまう**」のがいちばん手っ取り早い方法です。

例えば、プラスメンタルのときに「ググッと押される感じ」なら、手のひらの真ん中をグッと押してみます。

「熱い感じ」なら、熱い息を吹きかけたり、カイロを当てるのもいいでしょう。

このように自分が集中状態にあるときの感覚を意図的につくり出すと、意識はプラスメンタルにあるときに感じる「ググッと押される感じ」、あるいは「熱い感じ」をとらえます。

すると、体と潜在意識と意識が一気にリンクするのです。

これを、私は**「集中の逆流」**と呼んでいます。

通常は、「意識する→体が集中状態のときの感覚を感じる」という流れですが、この場合は、「集中状態の感覚を体が感じる→体と意識が結びつく」という逆の流れになります。リズム呼吸法トレーニングと同じような理屈ですね。

ところで、スポーツ選手が試合直前などによく、自分の体をパンパンと叩いたりしますが、これも「集中の逆流」の一種で、集中力を高める「儀式」のようなものです。

スポーツ選手というのは、基本的にはいわばマゾ体質（といっても怪しい癖があるわけではありません）とでもいいましょうか。普段から過酷な筋トレや練習によって体を極限まで駆使している彼らにとっては、肉体を痛めつけることや、そのときに肉体に感じる痛みは苦痛ではなく、むしろ「快感」になっています。その「痛いという快感」が意識を高揚させ、ポジティブ状態を導き、集中状態をつくりあげるのに一役買っているというわけです。

中への「一極集中」から外への「拡散集中」状態になることが理想

さて、トレーニングによって上手に集中力を呼び覚まし、メンタルをプラス方向の理想的な状態に持っていけたとしましょう。

「これで、明日までに提出しなければならない資料作成に集中できるぞ」

と、気を散らすこともなく、一気呵成に資料を仕上げて、一安心したところに、突然上司から電話がかかってきます。

「〇〇君か⁉　三〇分ほど前に、△△さんに、君に『一五分後に役員室に来るように』と伝えてもらったはずなんだがね。今、どこにいるんだ！」

そう言われてみると、資料作成に没頭していたときに、△△さんから何か話しかけられたような気もしますが、適当な生返事をして、気にも留めていなかったことに思い当たりました。

あまりに一つのことに集中しすぎると、今度は他のことに気が回らなくなってしまったり、状況判断ができなくなってしまうというケースもあると思います。

意識、潜在意識、体が一極化した「一極集中」状態にあると、外部からの情報が遮断され、入ってこなくなりがちです。

しかし、**外部からの情報もすべてが不必要というわけではありませんから、必要な情報だけは、ピンポイントで取り入れられるような態勢が望ましいのです。**

このような**集中状態を、「一極集中」に対して、「拡散集中」といいます。**

基本的に「手のひらトレーニング法」や「集中の逆流法」で、自分の中で「意識―潜在意識―体」を一つにしっかり結びつけて集中力を呼び起こした段階では、「一極集中」状態にあります。

ここから、中に集中する力だけでなく、外に向けても必要な集中力を発揮できる「拡散集中」状態になることが理想的です。

一度捨てた情報を再び拾う「拡散集中」

例えば、「今から○△をしよう！」と意識して、目標に集中したときに、基本的に我々は一極集中に入っていきます。そのときには目に入って来るうちの二〇％以下の情報に集中して、それ以外の八〇％は潜在意識が余計な情報として勝手に処理してしまいます。

ところが、今から集中しようとすることに、きちんと焦点が合っていれば問題ありませんが、焦点が外れていると、潜在意識で不必要だと処理された八〇％に大事な情報が隠れていることがあります。

そこで、一極集中に入ったあとに、潜在意識が捨てた八〇％の中に、実は必要な情報がないだろうかと探す拡散集中を始めるのです。すると、目標に不必要なことはシャットアウトしたまま、今度は捨てた中から必要な情報だけが入って来る。「あ、待てよ。これも必要だな」といった具合に。

このような「一極集中→拡散集中」が本来の私たちの集中のステップなのです。

ところが、マイナスメンタルのときには、一極集中の時点で「こうなってしまったら、どうしよう⁉」などと余計なことも考えてしまうために、拡散集中のときに、本来の目的には不必要なものまでどんどん拾ってしまう。結果、最初に心配した通りの結果になってしまったりするわけです。

この二つの集中は脳波にも表れていて、一極集中のときはアルファ波の中でも、一〇ヘルツ前後のミッドアルファ波が出ていることが分かっています。

ちなみに、脳波には不安や興奮状態のときのガンマ波（三〇ヘルツ以上）、やや緊張しているものの、普通の思考状態のときのベータ波（一三〜三〇ヘルツ）、リラックスしながら何かに没頭しているときのアルファ波（七ヘルツ〜一三ヘルツ）、夢を見ていたり、瞑想状態にあるときのシータ波（四〜七ヘルツ）、深い睡眠状態のときのデルタ波（四ヘルツ以下）があります。

ミッドアルファ波はアルファ波の中でも高い集中状態にあり、スポーツやビジネスなどで「天才」と称される人たちによく表れる脳波だともいわれています。この脳波が出た後に、続く余韻のアルファ波が拡散集中の状態です。

「ゾーン」は未来の出来事がリアルタイムのことのように分かる

ところで、スポーツ選手が驚異的なパフォーマンスや結果を出すときに、「ゾーンに入る」というような言葉を聞いたことがありませんか。

一般の人は「一極集中→拡散集中」に入り、集中すべきことに必要なあらゆる情報が得られたところで、だいたいの結果を出します。ところが、ごく一部のアスリートは、そこから、さらにレベルを上げ「ゾーン」に入っていくのです。

ゾーンに入ると、先のことが見えるようになります。野球選手ならば、ピッチャーが次に投げる球が鮮明なイメージとして見える。こういう球がこう来る。だから、自分はこのように打てばいいのだと、しっかり見えるので、その準備ができる。そういう集中力なのです。

「一極→拡散」はリアルタイムにおける集中ですが、ゾーンは未来の出来事が、あたかもリアルタイムのことのように分かる、とでもいうのでしょうか。一極集中から未来に対して拡散集中が行われ、未来の情報を得ているという状態です。

少しオカルトのように思われるかもしれませんが、テレビ番組でＦＢＩの捜査官に霊能力者が協力して行方不明者を探すというような特集が組まれたりしますね。あれは、通常の「ゾーン」の逆パターンです。過去に拡散集中し、過去の情報を引っ張り上げている。

通常、私たちはリアルタイムの一極集中と拡散集中の中で力を発揮する程度ですが、ゾーンのように未来と過去に拡散集中が広がって来ると、いわゆる「超能力」という世界に片足を突っ込んでいくということなのです。

「集中力」がないときは、まずは「集中力がない状態」を認めてあげることから始めよう

少し話が横道に逸れてしまいましたが、「集中力トレーニング」を始めると、およそ一週間で、「リズム呼吸」の段階から、集中している状態にスイッチが切り替わったときの感覚をつかむことができるようになると思います。

しかし、大事なのは、集中状態にある自分だけでなく、集中できていない自分の状態も感じるということ、です。

「集中できない自分はダメな人間だ」などと思わずに、**まずは「集中できていない」ことをそのまま認めてください。**そのうえで一呼吸置き、「これから仕事を始めるぞ」

と潜在意識を切り替えていきます。

3章の「客観イメージ力」のところで説明した通り、失敗やミスを認められなければ、そこからの脱却は図れません。**どんな自分であったとしても、ありのままの自分を認められなければ、変えることはできない**のです。

たとえ集中できない自分であっても、しっかり認めて、自分のリズムを取り戻したとき、初めて潜在意識が正しく働き、集中状態へと入ることができるのです。

まずは、自分がどのような状態にあってもそのまま認めてあげること、それが最も重要だということを忘れずに覚えておいてください。

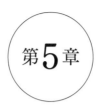

第5章

緊張とリラックスをベストに保つトレーニング

「緊張」は「失敗のモト」ではない

ある飲料メーカーが行ったアンケートで、「あなたは緊張しやすいタイプですか」という問いに対し、「緊張しやすい」と答えた人は四一・二%、「どちらかといえば緊張しやすい」と答えた人は四一・六%という結果が出たそうです。つまり、日本人の約八割が「自分は緊張しやすいほう」と思っているということですね。

実際、スポーツの試合や、学校の試験、人前で話をするとき、仕事のプレゼンや大口顧客との契約交渉を行うときなどでも、緊張しすぎて体がガチガチになり、力を発揮できなかった、という話はよく耳にします。

ですから、「思わぬミスをするのは緊張してしまうからだ。できる限りリラックスしよう」と、考える方も多いと思います。

確かに、極度に緊張して、普段ならするはずのない失敗をしでかしてしまうことはままあることですが、あなたの失敗を招いている原因は「緊張」ではないのです。

緊張自体は「してはいけない」ものでも、「しないほうがよい」ものでも、ありません。

むしろ人間は、あらゆる場面で、多かれ少なかれ適度の緊張を「必要」としています。

実は、緊張は「なくてはならないもの」なのです。

問題は、このなくてはならない「緊張」が膨れ上がるのを抑えられなくなり、自分ではコントロール不能になることです。

では、どうしたらいいのでしょうか。

私たちの体は、「無意識の緊張力」によって支えられている

突然ですが、私の現在の体重は、約六五キログラムです。六五キログラムといえば、重さにして、スーパーで売っている一〇キロの米袋六個半。

常に一〇キロの米袋を六個半も抱えていたら、歩くのもやっとのはずですが、私はいつも、この米袋六個半をものともせずに抱えながら動き回っていると言えます。

それも「今、六五キログラムを抱えて歩いているんだ」なんていうことさえ意識せずに。

かえって「今、自分は、六個半の米袋を抱えているんだ」なんて意識したら、途端に私は重みに耐えかね、その場にへたりこんでしまうかもしれません。

そうならずにすんでいるのは、六個半の米袋を潜在意識レベルでの緊張力が支えてくれているからです。「無意識の緊張力」が働いているからこそ、私は自分の体を支えることができるのです。

そして、この**「無意識の緊張力」は、「リラックス」しているときにさえ、ちゃんと働いています。**

「緊張」と「リラックス」は、相反するもののようにとらえられがちですが、実は「緊張していればリラックスできない」ものでも、「リラックスしているから緊張していない」というわけでもありません。

例えば、椅子に座って、肩の力を抜いて、手足をだらんとさせ、リラックスしている状態を思い浮かべてみてください。

特別、意識して体を支えようとしなくても、体は椅子からずり落ちることなく、座っていられます。私たちには自分の体を支えていられるだけの緊張力が潜在意識レベルできちんと働いているからです。

もしこのとき、無意識の緊張力が全く働かず、リラックスだけになってしまったら、全身の力がすべて抜け落ちてしまい、ずるずると椅子から滑り落ちてしまいます。

そうならないのは、「緊張しつつ、一方でリラックスしている」から。

つまり、一見、相反するもののように思われる緊張とリラックスが、それぞれいいあんばいに保たれ、並行して働いているからといえるでしょう。

「緊張」がなければ、「成功」もない

野球のピッチャーがマウンドに立ったとき、仕事のプレゼンで大勢の人たちの前に立ったとき、少なくとも立っている姿勢を保てるだけの緊張力が働いています。

しかし、その緊張力だけでは、球を投げたりプレゼンをすることはできません。体を支えている力とは別の、球を投げたりプレゼンをしたりするための緊張力を上乗せする必要があります。何かを行うためには、それ相応の「緊張」が必要だということ

です。

必要な緊張力の大きさは、人それぞれ、状況にもよりけりです。

野球のピッチャーなら、投げようとする球筋や飛球速度、それに相手が苦手なバッターか否かによっても異なります。「ある状況下で、理想の投球をするために必要な緊張力はどのくらいか」は、日々の練習の中でつかんでいくしかありません。

普段の練習で、目標や状況をイメージして投球しながら、理想の球を投げられたとき、それこそが理想的な緊張力なのです。本番ではそのときの緊張力を出せばいい。

とはいえ、「いや、そもそも本番でも普段の練習のような結果が出れば苦労はしない」ということにはなるのですが……。

だからこそ、ここでは緊張が制御不能にならないように、最低でも「やってはいけない」タブーをお話ししておきます。

「緊張しないように」「リラックスしなくちゃ」という意識が、逆効果を生む

まず、タブーその一。

それは、「緊張したくない」「緊張してはいけない」「緊張しないようにしよう」と**念じること、そんな思いを持つ**こと。

こういう思いは、頭の中から振り払ってしまいましょう。

そもそも、投球練習をしているとき、仕事のプレゼンのリハーサルをしているときには、「今は緊張してはいけない」などと思っていませんね。

だからこそ、うまくいくともいえるのです。

「緊張してはいけない」「緊張したくない」と意識すればするほど、すでにお馴染みの「努力逆転のスイッチ」が入ってしまい、しなくてもいい緊張が走り、意識とは裏腹に緊張がどんどん膨張して、暴走してしまうのです。

一方、むやみやたらとリラックスしようとするのも考えものです。「リラックス、リラックス！」と自分に言い聞かせれば、やはり逆転のスイッチが作動し、**潜在意識は緊張の方向に向かってしまいます。**だいたい「リラックスしなくちゃ！」などと肩に力が入ってしまっては、リラックスどころではなくなるというものです。

「リラックス」すると、潜在意識はお休みモードに!?

タブーその二。

最近では、逆転のスイッチが入らないように、自然にスムーズにリラックス状態に導くさまざまな方法も研究・開発されています。巷にあふれるこうしたリラックス法を実践して、体の力を抜き、緊張から解放されるテクニックを習得された方も中にはいらっしゃるかもしれません。

しかし、なんらかの「超リラックス法」を体得して実践し、心も体も完全にリラックス状態になれたとして、実はこれはこれでまずいことになってしまうのです。

「オリンピックには魔物がいる」とよくいわれますね。

国内外の選手権大会では常に好成績を残しているのに、どうもオリンピックとなるとメダル獲得どころか、入賞さえできない選手も多いことから、日本でもオリンピック選手強化法の一環として、積極的にリラックス法習得に取り組んできた時期がありました。

そもそもメンタルトレーニングは、一九五〇年代に旧ソ連がスポーツに応用し始めたのが始まりといわれています。その後、一九七六年に開催されたモントリオールオリンピックから徐々に世界に広がり始め、アメリカ人選手も力を入れ始めるようになりました。

一方、日本人選手は八四年のロサンゼルスオリンピックが終わった頃からメンタルトレーニングを始めました。イメージトレーニングなどを駆使して、ロス五輪で成果を出したアメリカの選手に感化されるかたちで日本も取り組み始めたのです。

それまでの日本スポーツ界の土壌は根性論でした。練習中は水を飲んではいけないというような誤った方法もその中で培われていきました。

ただ、決して根性論が全て悪いというわけではありません。根性論は根性論で一つの方法ではあるのですが、それによってかなりの選手が潰れていったというのもまた事実です。

「頑張らなきゃ！」と思えば思うほど、余計な緊張はつきまといます。緊張は必要ですが、そのコントロール法をトレーニングしていなかったために、余計な緊張で潰れてしまっていたのですね。

ところが、当時はそう は考えず、緊張をリラックスでコントロールするという方法に取り組んだのです。今から、ほんの一〇数年ほど前までは、試合前に部屋を真っ暗にしてせせらぎの音などのリラックス効果のある音楽を聞いて寝るといったことを、選手たちは実際に行っていました。

この方法で、確かに選手は試合前に緊張せず、リラックスできたようです。

ところが、です。

むしろオリンピックのメダル成績は低迷してしまった。

ロサンゼルスでは金銀銅のメダル獲得総数が三二個でしたが、次のソウルでは一四個、バルセロナでは二二個、アトランタでは一四個、シドニーでは一八個と、その次のアテネオリンピック（三七個）まで成績は低迷したのです。

いったい、なぜでしょうか？

緊張が完全に解け、心や頭がめいっぱいリラックスしているとき、潜在意識は「完全にお休みモード」になり、「眠り」のスイッチが入ってしまうからです。

心地よい音楽を聴いていてリラックスしているうちに、ついウトウト居眠りしてしまったという経験はどなたにもあると思いますが、まさにそのイメージです。

完全なリラックス状態のとき、たとえ目が覚めていて、意識がはっきりしていたとしても、あなたの中の潜在意識は完全に眠りに入ってしまっています。

すると、どういうことが起こると思いますか？

仕事のプレゼンの場で、「さあ、これで落ち着いて、上手にプレゼンできるぞ」と調子よく話し始めたものの、なぜか途中で肝心なことをド忘れしたり、話のキレがなくなったり、ペースが失速したり……。「あれ？」と自分でも不可解な事態に陥ってしまったりします。

仕方ありません。このときのあなたは起きているようで、起きていないも同然、潜在意識はすっかり夢の中なのですから。

「ベストの緊張力」は、あなたの潜在意識が知っている

「緊張力」も「リラックス力」も、メンタルを構成する要素の一つですが、どちらか一方だけが飛び出していても、双方がケンカ状態になっていても、それはベストな状態ではありません。

基本的には、緊張力とリラックス力がシーソーゲームをしながら、良いバランスが保たれていること。そして、力を発揮すべきときにベストな緊張レベルに持っていけることが理想です。

もっとも、「○△をするために、このくらいの緊張レベルに持っていこう」と意識する必要はありません。その行動のために必要な緊張力の大きさも、メンタルはすべてお見通しなのですから。

自分の緊張状態に引きずられることなく、緊張状態をしっかりコントロールできるようになるために、また、潜在意識が導いてくれる緊張レベルに持っていくためには、

やはり「リズム呼吸法」が有効です。

「緊張しすぎてうまくいかなくなる」のは、〝潜在意識によるトンデモ目標〟のせい

ところが、メンタルがマイナス方向に向いているときには、３章でお伝えした通り、体感イメージ力が鈍ってしまい、過去の経験情報がスムーズに引き出されなくなっています。

そのうえに、例えば、ボールを二〇メートル先の目標まで投げようとしたときに、「二〇メートル先まで飛ばそう」という意識に対する逆転のスイッチが入って、潜在意識は「二〇メートル飛ばせない」方向に働きます。

さらには「目標を叶えさせない」自滅の方向に向かわせるために、手っ取り早く「ボールを二〇メートル飛ばす」という目標以外の目標を、勝手に設定してしまうの

です。

人前でうまく話したいというときに、全く無関係な「一〇〇メートル走る」「ハンマー投げに挑戦する」というとんでもない目標を立てる、といったように。

すると、とんでもない目標を達成するために余計な緊張が走ることになる。余計な目標を持ち、余計な緊張を持つから、人前で話すのに必要な緊張レベルとはかけ離れた緊張が襲ってくるというわけです。

人前に立ったときに、緊張して心臓がバクバクするという人は少なくないと思います。考えてみれば、心臓の鼓動が速くなるというのは、血流を活発にさせ、末端まで栄養分を行き渡らせるための活動です。人前で話す行為には全く無関係な体の働きですが、それでもなお心臓の動きが早くなるのは「今から一〇〇メートル走るよ」というように、メンタルがとんでもない目標を設定している、ということなのです。

そのために本来の目標達成には不必要な緊張力が上乗せされ、体はガチガチに、頭は真っ白に、手は汗まみれになり、良いパフォーマンスができなくなってしまうのです。

メンタルの瞬発力が新記録をつくる

もっとも、トップクラスのアスリートには、普段から自分の緊張状態をコントロールすることに長けている人が多く（というより、緊張状態をコントロールできるからこそトップまで上りつめられるのですが）、彼らは、**いざというときに最高のパフォーマンスを行える緊張力レベルを引き出すために、あえて本番直前まで自分をリラックス状態に置く**、という方法を取ることもあります。

いわば「ゴムの法則」といったところでしょうか。

ピーンと張った緊張状態が長く続けば、ゴムの伸縮性は弱くなってしまいます。同様に、人間も直前までゆるめた、リラックス状態にしておいて（ただし、眠るところまでいってしまってはいけません）、ここぞというときに一気にバンッと緊張レベルを高めるのです。

この「一気にバンッ」というときには、えてして驚くようなパフォーマンスが生まれ、素晴らしい結果が出るものです。

「メンタルの瞬発力が新記録をつくる」といってもいいでしょう。

オリンピックのような大舞台で、自己最高記録を塗り替え、結果を出すことができる人、本番に強い人というのは、間違いなく、緊張とリラックスをうまく利用した、緊張状態のコントロールのエキスパートといえるでしょう。

心地よい緊張状態を導くためにも、「質の良い睡眠」が重要

もちろん、緊張状態のコントロールもままならないという状況では、直前までリラックスして、本番に入った瞬間に必要な緊張レベルに達するというような離れ業は、およそ難しいでしょう。

ただ少なくとも、日常の中で、常に緊張状態にあるのではなく、リラックス状態にある時間をつくること、自分をゆるめる時間を設けることはとても大切です。

「リラックス状態は眠りのモード」と申し上げましたが、眠りについているときは、ほぼ完全に潜在意識のリズムに支配されている状態。このような潜在意識のリズムの支配下だからこそ、自分本来のメンタルリズムを取り戻すこともできるからです。

また、実際の睡眠も重要です。

適切な睡眠時間は人によって異なるので、一概に「何時間眠ればよい」というものではありません。時間そのものよりもむしろ、質の良い睡眠を取ること、これに尽きるでしょう。

私たちは眠りについてから、約一時間経つと、レム睡眠とノンレム睡眠を交互に繰り返すといわれています。

レム睡眠とは浅い眠りで、大脳がある程度活性化している状態、ノンレム睡眠とは大脳も休息している深い眠りです。良質な睡眠は、レム睡眠とノンレム睡眠のリズムが整っていることが条件です。

潜在意識の完全な支配下にある睡眠時に、しっかりした睡眠のリズムに心身をゆだねながらメンタルのリズムを整える。こうしてまた、翌日に活動するための準備をするのです。

特に大事な試合や試験、仕事の山場を控えた前の晩は、寝る前にリラックス状態に自分を置き、質の良い眠りにつきたいものです。

ところが、往々にして、本番で緊張が抑えられない方は、翌日のことを考えただけで心臓がバクバクし、「今から緊張してどうするんだ。とにかく今は眠らなければ!」と思えば思うほど、ますます目が冴えるという悪循環に陥りがちです。

そんなときにうってつけのリラックスするためのトレーニングも、緊張力トレーニングとともにご紹介しましょう。

いざというときちょうど良い緊張力を発揮できる緊張のコントロールトレーニング

まず、緊張状態をあなた自身の支配下に置き、いざというときにちょうど良い緊張力を発揮できるようになるためのトレーニング「緊張のコントロールトレーニング」を行います。

157ページのトレーニングを、リズム呼吸のトレーニングに続けて、一週間ほど行ってみてください。

本番で緊張が暴走しそうになっても、リズム呼吸に続けて、②～④の呼吸法を数回行うことで、潜在意識がそのときに必要な緊張状態を見つけてくれ、適切な緊張レベルに導いてくれるようになります。

これは、呼吸を通して、緊張のコントロールが潜在意識に「条件づけ」されたからです。

つまり、「この呼吸を行ったら、緊張状態を自分のコントロール下に置きますよ」と潜在意識に教え込まれたというわけなのですね。

さらに慣れてくると、ただリズム呼吸を行うだけで、緊張のコントロールができるようになります。

さらに、もっと熟練してくると、過度な緊張レベルにいきそうになったときには、潜在意識が「緊張レベルの高まりすぎに注意！」のサインを出してくれます。このサインを受けると、無意識にリズム呼吸を始めるようにまでなるのです。

こうして、過不足のない緊張力によって、目標達成のために最高のパフォーマンスを発揮できる環境を、潜在意識が万事整えてくれるというわけです。

緊張のコントロールトレーニング

① 基本はリズム呼吸

・ 自分の呼吸のリズムで、息を吐き、そして、息を吸う。
リズム呼吸が整ってきたら、以下のトレーニングに入る。

② 息を吸うときは思いっきり全身に力を入れる

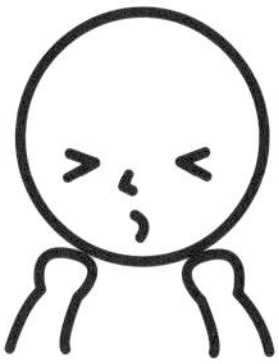

・ これによって、最大限の緊張状態を意図的につくっていることになる。

③ 少しずつ力を抜いていきながら息を吐き、半分ほど力（緊張状態）を残す

・ その後息を吐くときには、一気にではなく、少しずつ徐々に、30 秒くらい時間をかけて体の力を抜いていきながら、吐いていく。こうして、先につくった緊張状態を解いてゆく。

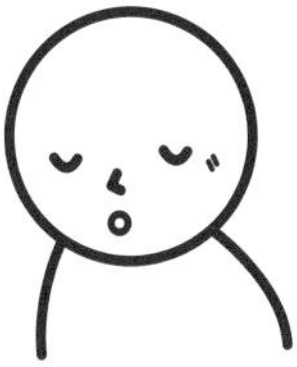

・ このとき、力をすべて抜き切って緊張状態をゼロにしてしまうのではなく、半分くらい力を残しておく。完全なリラックス状態＝眠りモードに入ってしまうことなく、必要なときに相応の緊張力は保っておけるようにするべく、緊張をコントロールすることが大事。

④ 「体の各パーツごと」に力を抜いて息を吐く

・ 息を吐きながら体の力を抜くときは、体のパーツごとピンポイントに行う。
最初は、あご。息を吐きながら、自分の吐くリズムに合わせてあごの力をす〜っと抜く。そうして半分余力を残した状態になったところで、再び力を入れて息を吸う。

・ あごの次は、肩の力を抜きながら少しずつ息を吐いて、半分まで力を抜いたらまた力強く息を吸う。さらに今度は腕の力を抜きながら、息を吐いていく。

・ 上記のように、あご→肩→腕→お腹→足のつま先……と、体の上方から順番に行う。

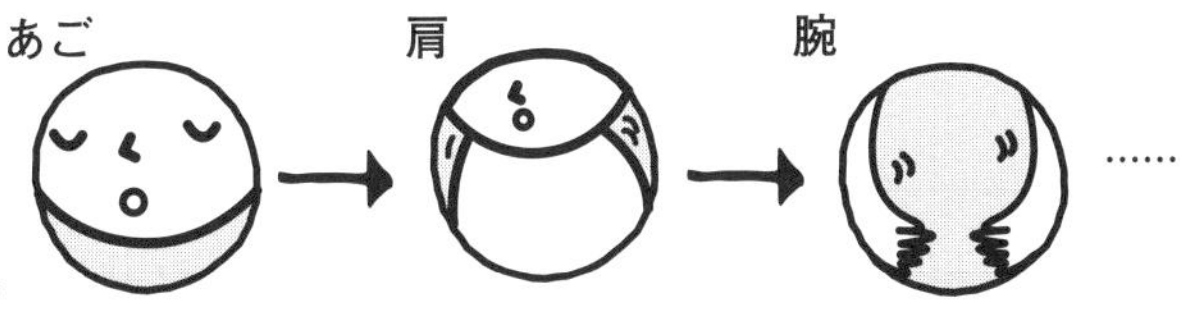

リラックストレーニング

① 息を、思いっきり力を入れて吸いこむ

・この点は、緊張コントロールトレーニングの際と同様

② 息を吐きながら、一気にストーンと力を抜く

・リラックストレーニングでは一気に、力を残さずに、完全に力を抜き切る。緊張を完全に解いて、だら〜んとした状態でリラックスする。

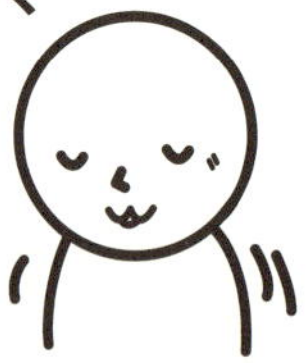

※夜寝る前に、①〜②の手順で何度か繰り返す

・それだけでも、寝つきが良くなったり、熟睡できるようになったりする。

・何日か続けていくうちに、睡眠中に、メンタルのマイナススイッチがリセットされ、潜在意識のリズムが整い、翌日目覚めて以降の活動、目標達成のために必要なメンタルの状態がしっかりと準備されるようになるはず。

良質の睡眠を取るために、夜寝る前に行うリラックストレーニング

メンタルにおいて、リラックスが目指すところは、緊張を解くというよりは「眠ること」。良質の睡眠を取ることで、潜在意識の根本的なリズムを整える、これがリラックスの究極の目的です。

ですから、リラックストレーニングは、まかり間違っても真っ昼間に行ってはいけません。もとより体内のリズムが覚醒・活動モードに傾いていると

きに行っても、効果が期待できないばかりか、体内リズム、ひいてはメンタルのリズムも狂わせることになりかねません。

リラックストレーニングを行うのは、夜寝る前がベストタイミングです。

なかなか寝つけない
眠りが浅い
夜中に何度も目が覚めてしまう
寝起きがすっきりしない

私たち現代人の中には、なんらかの睡眠障害に陥っている人がとても多いのですが、メンタルがマイナス方向に向いていることも一つの要因だと考えられます。

夜寝る前に、心身の疲れを残したまま、マイナスメンタル状態で眠りに入れば、潜在意識の乱れは修正されず、疲れや良くないイメージを翌日まで持ち越してしまいます。

それを防ぐためにも、寝る前にリラックストレーニング行い、メンタルのマイナススイッチをリセットして、翌日に向けて良いイメージをもって眠りにつきましょう（158ページの図を参照）。眠っている間に潜在意識が、メンタルのリズムやコンディションを整え、明日の活動のための準備をしておいてくれます。

なお「緊張コントロールトレーニング」では「リズム呼吸」から始めましたが、「リラックストレーニング」は、そのときの自分なりの呼吸で行っても大丈夫です。

就寝前に、①～②の手順を数回繰り返すだけでも、おそらく寝つきが良くなったり、熟睡できるようになるはずです。

「条件づけ」という裏ワザで、緊張コントロール力をアップする

先ほど「緊張コントロールトレーニング」で行う呼吸法が、潜在意識に対して、

「呼吸法を行う→緊張を自分のコントロール下に置く」という条件づけになっているとお話ししましたが、このような条件づけは、呼吸以外の方法によっても行うことができます。

「Ｑちゃん」の愛称で知られるマラソンの高橋尚子選手が、二〇〇〇年のシドニー五輪で金メダルを獲ったのは皆さんご承知の通りですが、当時、練習やオリンピックのレース本番前に、歌手・ｈｉｔｏｍｉさんの「ＬＯＶＥ ２０００」を聴いていたというエピソードが話題になりました。

他にもフィギュアスケートの選手が出番前にウォーミングアップをしながら、イヤホンをしている姿をテレビカメラが追う場面も見かけます。ちなみに二〇一四年ソチ五輪で金メダルに輝いた羽生結弦選手が聴いていたのが、Ｔｈｅ Ｓｋｅｔｃｈｂｏｏｋというバンドの「Ｃｏｌｏｒｓ」だったといいます。

お気に入りの音楽を聴くのは、あえてリラックス状態にもっていき、いざ本番のときに「メンタルの瞬発力」を発揮できるようにという考えのもとかもしれません。しかし、多くの場合は「条件づけ」の一環だと考えられます。

「ある決まった曲を聴くこと」「好きな音楽を聴くこと」＝「緊張がコントロールできるようになる」だけでなく、「エネルギーが湧いてくる」「集中力が高まる」「心や体のリズムが良い状態になってくる」など、選手たちにはそれぞれ独自の条件づけがあるのです。

ジャンルを問わず、条件づけには「好きな音楽」が一番

なお、条件づけには「クラシックがいいのか、ポップスがいいのか」と、音楽のジャンルを聞かれることがありますが、基本的には「自分の好きな音楽」であることが一番です。

よく「クラシック音楽を聴くとアルファ波が出るのでいい」「基本的には〝ノイズ〟であるロックミュージックは、ベータ波が出るので避けたほうがいい」などという人もいます。

リラックス目的で音楽を聴くのであれば、眠りにつきやすく、アルファ波が出やすい音楽のほうが効果的ですが、緊張をコントロールしたり集中力を高めたり、自分のリズムを整えたい場合には、何はともあれ「自分の好きな音楽」を選んでください。

なぜなら、「自分の好きな音楽」を聴いているときには、メンタルはプラスにスイッチオンされやすいからです。

メンタルがプラスにさえ向けば、メンタルのリズムを取り戻すことができ、おのずと緊張のコントロール力も、集中力も高めることができるようになります。

常に自分の好きな音楽を流しながら、「緊張コントロールトレーニング」を行うのも一つの手です。

トレーニングを続けるうちに、潜在意識に「この音楽を聴くと、緊張がコントロールできるようになる」と刷り込まれ、条件づけされます。結果、その音楽を聴いただけで、緊張をコントロールできるようになることが期待できます。

あるいは、かつて成功体験をしたときに、たまたま流れていた音楽を、体感イメージ力を働かせてうまくいった体験とリンクさせた形で、経験情報としてメンタルに刻み込むという方法もあります。

3章の「体感イメージ力トレーニング」で体感イメージ力を高めておけば、いざというときにその音楽を聴くだけで、音楽に紐づけされた成功体験のイメージが再現され、それを現実化させることもできるのです。

儀式やおまじないのような「パフォーマンス・ルーティン」をつくる

ある一定の動きや掛け声、「儀式」やおまじないのようなものもまた、「条件づけ」になります。

例えば、イチロー選手は、バッターボックスに立つときに、いつも必ずあるしぐさを行うことがよく知られていますね。

ゆっくりと、右腕のユニホームの袖を引っ張りながら、バットの先をバックスクリーン方向に向ける——。皆さんも見覚えがあると思います。

また、二〇一五年のワールドカップ杯での活躍で一躍有名になったラグビーの五郎丸歩選手が、キックの前に必ず行うポーズや動きも有名です。ゴール正面で、手で狙いを定め、後ろに数歩下がる。左手方向に右手を何度か動かす。少しかがんだ姿勢で、左右の人差し指を合わせながら、手とゴールを交互に見る。

イチロー選手や五郎丸選手の一連の儀式のような動作は、一般的には**「パフォーマンス・ルーティン（略して「ルーティン」）」と呼ばれるもので、実は多くのトップアスリートたちが取り入れているメンタルのコントロール法**の一つです。

ルーティンの動作は、アスリートたちが独自に「開発」していますが、多くのパターンでほぼ共通しているのは、**比較的スローな、一定のテンポで行われる動作**であること。

ルーティンの動作をしながら、アスリートたちはほぼ無意識のうちに、さまざまなことを行っています。例えば、

■徐々に緊張をほぐしていく
■目標の確認（どこを狙ってゴールするか、球を打つか、など）
■体感イメージ力を駆使して、練習時や過去の成功体験イメージを再現させる

「緊張コントロールトレーニング」でも、息をゆっくり吐いている間に、少しずつ緊張を解いていったように、これらのことを行うには速い動作では難しいのです。

皆さんもぜひ、仕事で「ここぞ」という勝負所に立ったとき、スポーツの試合に参加するとき、人前で話をするときなどに、それぞれ活用できる、自分なりのルーティンの動作を開発してみてください。

独自のルーティンをつくるコツは、自分がその後に行おうとしている動作に近い動きを取り入れることです。

例えば、人前で話すときのルーティンには、最初の挨拶や壇上に上がるときの動作などに、何か「これを言えば、これをやればうまくいく」というパターンを盛り込んでおくのもいいかもしれません。

第6章

メンタルのエネルギー源となる目標の設定法と修正法

「目標」を持った瞬間に、それ自体がエネルギーになり力を発揮できる

体を動かしたり力を入れたりするときに、私たちがエネルギーを使うのと同様、メンタルがその威力を発揮するにも、それなりの「エネルギー」が必要になります。

私たちの活動のエネルギー源は、食べ物に含まれる炭水化物や脂肪をはじめとする栄養素です。また、車を動かすにはガソリン、電化製品を稼働させるには電気が必要ですが、では、「メンタル」のエネルギー源は何でしょうか？

「メンタル」のエネルギー源となるものにはいくつかありますが、目標もその一つ。人間は「目標」を持った瞬間に、その目標自体がエネルギーになり、メンタルの力を発揮できるようになるのです。

よく「目標を持っている人は強い」といいます。この言葉は、ある意味、メンタルの本質をズバリついています。

そういうと、「目標を達成するために頑張ろうという気持ちがパワーを生むからだ」と思われる方も多いと思います。

確かにそうした一面もあります。ただ、メンタルにとっては、目標が実際に達成できるかどうかなど二の次。極端に言えば、達成できようができまいが、どちらでもよいのです。

「目標を持つ」ということ自体が、メンタルにとってはエネルギーになる。

そこに意味があります。「目標」は達成するためではなく、エネルギーを得て、メンタルの力を発揮するためにある、ということもできるでしょう。

メンタルの本質は、「よりよく生きるための修正能力」でしたね。そもそも修正とは、「あるべき方向や目的、目標」からズレているものごとを本来の方向に直すこと。あるべき目的、目標がなければ、せっかくの修正能力も発揮しようがありません。

また、目標が「できるだけ良い方向になればいい」というように曖昧であったり、漠然としていては、修正するにも何からどう手をつければいいのか分かりません。

具体的な目標があれば、「修正しながら結果オーライ」

例えば、フルマラソンに挑戦するとき。あらかじめ目標のタイムを決め、そこから逆算して、だいたい一〇キロごとに区切った各区間の目標タイムや、ペース配分を計画しておいたとします。

仮に、最初の一〇キロ区間で目標のタイムに達することができなかったとしても、余計にかかってしまった時間を、その後の区間で再調整して挽回すればいい。つまり「修正」しながら、最終目標に近づくことができればいいのです。

一方、ただ漠然と「完走すればいい」くらいの目標しかない場合――。

たまたま良いスタートが切れると、「今日はなんだか調子いいなあ」と、ついついハイペースで走ってしまったり、周りの選手がペースを上げ始めると、つられて、本来の自分のペース以上のスピードで走ってしまうということもあるでしょう。

しかし、そのツケが回ってきて、途中で息切れし始め、一気にペースダウン。「このままだと、完走できないかもしれない……」という不安が頭をよぎっても、そこから体勢の立て直しを図るのは容易ではありません。

ゴールまでの残りの距離は把握できても、途中で倒れ込まずになんとか走り続けることで精一杯。完走するために、自分がこれから走るべきペースを考える余裕など、もはやありません。

しかも、この段階では「残り一〇キロ」「残り七キロ」という、一見「目標」にも見える指標が、目標ではなく「プレッシャー」になってしまい、当初の目標である完走すら危うくなってきます。

明確な目標がないとき、人は「偶然」や「行き当たりばったり」に身を任せてしまいがちです。それでは良い流れやリズムを自分でつくるどころか、周りの流れやリズムに翻弄されてしまったり、過剰なプレッシャーに襲われてしまいます。

そうなると、エネルギーを生み出すこともできず、メンタルの力を発揮できないまま、すべてが狂うという結果になりかねません。

間違った目標がメンタルをマイナスに向かわせる

皆さんの中には、これまでに仕事で過酷なノルマを課せられたり、目標をなかなか達成できずに苦しんだり、達成してもなぜか充実感が得られなかったという経験を、一度ならず幾度もしてこられた方もいらっしゃるかもしれません。

あるいは、漠然と「こうしたい」という目標のようなものがあるのに、その目標に向かって何から始めたらよいのか、どう動けばいいのかわからずに、結局、その目標もどきがいつも「夢」で終わってしまうということもあるのではないでしょうか。

目標設定はよりよく生きていくためには必須ですが、フルマラソンの例で説明したように、どんな目標でもいいというわけではありません。

間違った目標を設定してしまうと、頭（意識）では「目標達成に向かって頑張ろう」と意気込んでも、潜在意識では、目標を「達成させまい」という負の力が働いてしまい、結果、そのようになってしまうのです。

そうして、失敗経験がメンタルに刻み込まれ、「目標が達成できない」経験を繰り返した挙げ句、「目標はつらいもの・達成できないもの」という先入観やトラウマに陥ってしまうこともあるでしょう。

ここで、メンタルにとって本来あるべき正しい目標を設定するコツや、目標への向かい方をお話しします。

普段から正しい目標設定を行い、目標へ向かうことで、何よりメンタルの修正能力をアップさせることができるという、目標達成以上に大きなメリットもあるので、しっかりと覚えておきましょう。

目標設定の黄金律①
目標は具体的であること

あなたは上司から「A商品の利益率を上げてほしい」といわれたとします。

そのとき、「A商品の利益率をアップさせる」という目標と、より具体的に「A商品の利益率を二〇%アップさせる」という目標があった場合を比べて考えてみましょう。

単に利益率をアップさせるという目標を課せられたら、多くの人は「可能な限り最大限」アップさせたいと思うでしょう。そこで、できる限り売上を上げ、できる限り原価を抑える（コストダウン）ための、ありとあらゆる方法を考え出そうとします。

しかし、思いついたすべての方法を、手当たり次第行うわけにもいきません。方法を絞り込むことさえできずに途方に暮れたり、取捨選択の判断に時間がかかったりと、初めからつまずく可能性も十分に考えられます。

しかも、この「できる限り最大限」という曖昧さゆえに、本来ならメンタルにとってエネルギーになるはずの目標がむしろプレッシャーになってしまうのです。現実的には売上アップにもコストダウンにも限界があり、利益率一五％増がいいところだとしても、それ以上を目指してしまうことにもなりかねません。

ここで「頑張らなくては」と無理をしたところで、結局、目指した数値を到達できず、「失敗した」という事実だけが残ることになってしまいます。

かたや、「A商品の利益率を二〇％アップさせる」という目標の場合。

数字が明確に示されているので、これまでの実績や経験から、「売上を五％アップさせ、コストを一五％削減すれば、利益率を二〇％アップできる」といった、だいたいの目星がつけられます。

そこで、売上を五％アップさせる方法と、コストを一五％削減する方法を、ある程度絞り込んで考えます。

その方法を実際に試したところ、売上は予想以上の八％アップを達成できましたが、コストは一〇％減が限界であることがわかりました。

それならば、方針を変え、さらに売上二％アップを目指すか、あるいは、コストをもう二％ダウンできる方法はないかと、考えます。

ここでもいくつかの方法を試してみて、実際に二％の売上増か、コストダウンできれば目標達成です。

しかし、もし、どうやっても難しいとなった場合――。

それは当初の利益率二〇％アップという目標自体に無理があった、ということも考えられるでしょう。

ここで、Ａ商品については、利益率一八％増でも「約二〇％だからよし」とするか、Ａ商品の利益率は一八％増に目標を修正し、その代わり、別の商品の売上を上げたり、コストを削減したりすることで、全体的な調整をはかるということも視野に入れて、再検討するという方法も考えられます。

目標が曖昧だと、実質的には「見えない目標」に向かっているも同然になります。見えないものに対しては、具体的な方策を絞り込むこともできず、試行錯誤している間に余計な労力や時間を使ってしまい、問題点をあぶりだしていくことも困難です。

目標設定の黄金律②
あまり具体的すぎる細かい目標に執着すると本質を見誤る

だからといって、あまりにも具体的すぎる細かい目標を立て、それに執着するのも考えものです。

例えば、先ほどの目標をさらに細かく、最初から「A商品の売上を五％アップさせ、コストを一五％削減する」という目標にした場合。先の例では現実的には、コスト削減は一〇％が限界だったわけですから、この時点で目標は達成できなかったことになります。その結果、焦ったり、ストレスやプレッシャーに押しつぶされることもあるでしょう。

そもそも「売上五％アップ＋一五％コスト削減」は、結果的に利益率を二〇％アップさせるための手段の一つに過ぎません。そうした手段を、達成すべき目標や目的として据えるのは本末転倒というもの。

細かい目標に執着するよりも、現実に目の前で起こっている問題や、アクシデントを受け入れ、そのうえで解決策を探したほうが余裕をもって、出された課題に取り組むことができるのです。

目標設定の黄金律③

「最終ゴール」を始点として逆時系列で目標を立てる

ところで、今、皆さんは、どんな目標を持っているでしょうか。

近いところで「来週の企画会議でのプレゼンで成果を出すこと」という方、「来月の社内ゴルフコンペで優勝すること」という方もいらっしゃるかもしれません。

もう少し先を見据えて、「三年後には家を建てる」「五年後には独立して起業する」という夢やビジョンを描いている方もいらっしゃることでしょう。

そして、それぞれの将来の目標やビジョン、夢に向かって、今やるべき日々の目標を立て、コツコツ邁進しているのではないでしょうか。

「まずは目の前の小さな目標に焦点を当て、一つひとつクリアしながら、最終的なゴールに到達する」

目標達成までの過程を、このようにイメージしている方も多いと思います。
これは正解です。

しかし、目標を立てる順序は逆になります。
まずは、「最終ゴール」の目標から立ててください。最後に到達するべきところが定まっていなければ、「行き当たりばったり」になってしまいますから、皆さん、納得していただけると思います。

最終目標が決まったら、目標を達成するまで、「何をやらなければならないか」「どんなことを達成していけばいいか」を考えます。

このときには、「最終目標に向かって、今からどのような目標を立てていくか」というように、始点を今に定めて時系列で目標を立てるのではなく、**「最終ゴール」を始点として、時間を遡《さかのぼ》りながら逆算していく、〝逆時系列〟で目標を立てていきます。**

つまり、**最終ゴールまでのストーリーを、最終ゴールから今に向かってイメージし**

ていくのです。

逆時系列で目標を立てていった場合、たとえ、ある時点でミスをして予定通りにいかなかったとしても、それ以降の目標が決まっているため、修正しやすいという利点があります。

また、「この先、目指す目標」「次に行うべきこと」が決まっているという安心感が得られ、目の前にある「今、やるべき目標」に集中しやすくなります。その分、目標達成率が高くなるのです。

目標設定の黄金律④
最終目標はでっかく、直近の目標は「できるところから」

さて、逆時系列方式の目標設定によって、メンタルのエネルギーを高め、成功経験値を増やしていくために、コツのようなものが、もう一つあります。

それは、**「最終目標は大きく持っても、直近の目標は必ず達成できそうなものにまで落とし込む」**ことです。

例えば、三年後の自分を思い描くとき。現段階ではダメモトでもいいので、ひとまず「こうなりたい自分」を描いてみます。

目標というよりも、むしろ「夢」や「ビジョン」というべきものかもしれません。

それでいいのです。

達成できそうなレベルの目標より、夢やビジョンのほうが、メンタルにとってはより大きなエネルギーになるのですから。

いずれにしても、思い描いた三年後の自分になるために、それより一年前の二年後にはどんな自分になっているか、さらにそれより一年前の、今から一年後にはどんな自分になっている必要があるか、そこからまた半年前、つまり今から半年後には、どうなっていなければならないか、そしてその半年後の自分になるために、三カ月後にはどうなっていなければならないか……これを、次々イメージしてみます。

二年後、一年後、半年後、三カ月後になっている自分が、二年後、一年後、半年後、三カ月後の目標です。


このように目標を設定していくにあたっては、まず、直近の目標を「今の自分でも達成できる可能性が極めて高い」レベルにしておきます。

もし、ここで難易度の高い目標を掲げて失敗してしまうと、「最初からつまずいた」というネガティブな経験が刷り込まれてしまいます。

「まずはできるところからやればいい」。そうして、だんだんハードルが高くなるように目標設定すればよいのです。


ただし、「まずはできるところからやればいい」というのも、先の目標が決まっていないと、最初の目標をクリアした時点で、すべてが「終わって」しまいがちです。

これでは何の進歩もありません。

「できるところから」というレベルの目標は、あくまで逆時系列で目標設定を行っているときに限ります。

楽しいイメージのまま、まずはここまでいきたいと目標を定める

目標を「逆時系列」で設定するのは、現代人の多くがマイナスメンタル化していることも大きな理由の一つです。

「今から○△をしよう！　そのためには、まず……」というときの「まず」の時点がすでにマイナスメンタルになっています。ということは、つまり目標を達成しないためのスイッチが入ってしまうために、結果的に三日坊主に終わったりするわけです。

だからこそ、「現時点の自分はマイナスメンタルだから、とりあえず置いておこう」と考えてください。それよりも「最終目標を達成した暁にはこうなっていると嬉しい

な」「これもしよう、あれもしよう」とイメージしておくと、マイナスメンタルはプラスに変わりやすい。そうした楽しいことを達成するために、楽しいイメージのまま、まずはここまでいきたいと目標を定める。

そうやって逆算していき、だんだん今の自分に近づいてくると、またマイナスメンタルになってきますが、それもそのままで、最終的にもっと時間を遡って、今、確実に簡単にできる目標まで降ろすことが大事になってきます。

最終的な目標に向かって、今月は○△をしよう、今週は□△をしよう、明日は△×をしよう、そのために、今はコーヒーを飲みましょうという、本当にごくごく簡単な目標を持ってください。そして、簡単な目標を即実行しましょう。実行したことで、まずは目標を達成するということが重要なのです。

というのも、メンタルにとっては、目標の難易度は関係ありません。目標としては同じように捉えています。しかも、目標を即実行し、達成すると、すでに最終目標に向かってメンタルは一歩スタートしたということになる。
スタート時にはすでに（簡単な）目標を達成しているメンタルにあり、（最終的な）目標には楽しいイメージを持つ。
これを繰り返し行っていくと、その間の具体的な目標に対して「大変だな」と思っていたマイナスメンタルが徐々にプラスになっていきます。

最初からマイナスメンタルでスタートするのではなく、逆算していきながら、今、確実にできることを行うことによって、現在からも未来からもメンタルを変えていくというリズムをつくっていったほうが、メンタルは目標に対して力を発揮しやすくなります。

もちろん、スタート時からプラスメンタルだという方は、時系列で目標設定していただいても大丈夫です。

目標達成するには逆算方式！

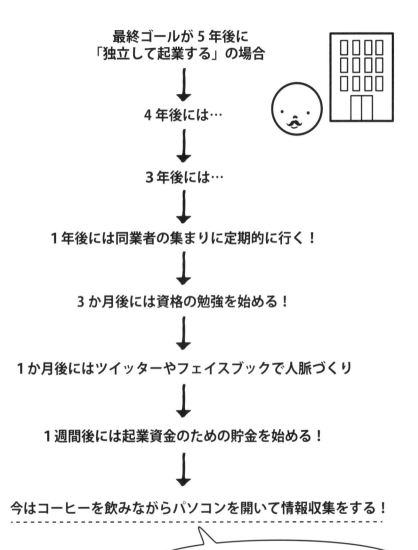

最終ゴールが５年後に
「独立して起業する」の場合

↓

４年後には…

↓

３年後には…

↓

１年後には同業者の集まりに定期的に行く！

↓

３か月後には資格の勉強を始める！

↓

１か月後にはツイッターやフェイスブックで人脈づくり

↓

１週間後には起業資金のための貯金を始める！

↓

今はコーヒーを飲みながらパソコンを開いて情報収集をする！

今やるべき目標は簡単なものにすべし！

一日の間に数えきれない目標を達成していると思えば、幸福感を感じませんか

私たちはどちらかというと目標をネガティブに捉える傾向にあります。「目標を達成しなきゃいけない！　○月までに、○年後までに」と。メンタルは目標を持ってさえいれば、それをエネルギー化して力を発揮できるのですが、私たちは目標を「大変だなあ」と思ってしまう。それは、生まれてこの方、ほとんどの人の目標達成率が低いからです。だから、目標を持った途端に「達成できない」というメンタルにスイッチが入ってしまう。

裏を返せば、簡単なことを目標として認識していれば、目標達成率がアップするということです。普段、私たちは簡単なことは目標として認識せずに惰性で行っています。

仕事の納期が迫っているときに「朝、右足から玄関を一歩出ること」や「パソコン

を開くこと」を目標として設定している人は滅多にいません。だから、目標達成率が上がらないのです。まず、このような簡単なことを目標に掲げて、達成率をアップさせておけば、少し難しい目標に対してもメンタルは受け入れやすくなる。プラスのメンタルになりやすくなるということなのです。

「今から外に出るから、しっかりドアノブを握ろう！」という目標でもいいのです。そうやって、目標達成しやすいメンタルをつくって、徐々にレベルアップした目標にトライしていけば、より目標達成しやすくなるのですが、えてして簡単なことは目標と捉えずに、難しい段階になってはじめて目標と認識してしまうから、スイッチが逆に入ってしまうということなのですね。

一日の中で、朝、起きて、水を飲みます、朝ごはんを食べます、会社に行くために家を出ます、駅まで歩きます、というのは全て目標。それを実は知らない間に私たちは達成している。そうやって一日の間に数えきれない目標を達成していると思えれば、達成感や前向きな感覚や、幸福感を感じませんか？　それはメンタルが持っている「より良く生きる力」でもあるわけです。

第7章

人は悩んだ分だけ大きくなれる

メンタルが「自滅」の方向に進むときは

「今日は朝から万事、調子がいいぞ」という日もあれば、「どうも今日は何をやっても気分が乗らないし、うまくいかない」という日もある。

特に何か理由があるわけではなくても、生きていれば、そんな「調子の波」があるのは当たり前——くらいに、皆さんは思っているのではないでしょうか。

しかし、皆さん自身に、特に思い当たる節はなくても、それにはちゃんとした理由があります。

調子の波があるのは、その人の「メンタル」の状態が、刻々と変化しているためです。メンタルは潜在意識の世界にあるものですから、皆さんが変化を意識することもなく、思い当たる理由がないと思うのも当然ですね。

ここで、1章23ページの図を思い出してください。メンタルのリズムは山・谷、山・谷の波を描いていました。

日常生活の中に現れる「調子の波」は、メンタルの山・谷の波です。

おおむね、「今日はなんとなく調子が悪い」というときはメンタルの「谷」、「今日は絶好調」というときは「山」にあるときです。

一方、「ここのところ絶不調で、何をやってもうまくいかない。なんとかしようとすればするほど、悪化する一方」というときは、メンタルが谷状態を通り越して、マイナスの方向、自滅の方向に突き進んでいるとき。**23ページ**のタイプ④に陥っている状態ですね。

このような状態に陥るのは、主には次のようなケースに大別できます。

❶メンタルの谷状態にあるときに、なかなか山状態に移行できずに、自滅に向かう下降線を描いている。

例えば、仕事で思うような成果を上げられず、焦ってまた失敗を重ねてしまう。そうこうしているうちに事態がますます悪化するというケースです。

❷メンタルの山状態にありながら、何らかのきっかけで突然急降下して、どんどん下降線を描いていってしまう。

例えば、仕事の実績を順調に上げ、トップセールスマンとして「この世の春」を味わっていたのに、なぜか突然、必ずいけると踏んでいた大口の取引契約に失敗。そこを境に、坂を転げ落ちるように成績が下がっていってしまった、というようなケース。

こうしたときに、「結局、私は生まれつきダメな人間なのか……」「運もこれまでか……」と、おのれのふがいなさや運のなさを呪う人もいます。

しかし、私にいわせれば、別に、負け犬人生だからでも、運のせいでもなんでもなく、単に**「メンタルの使い方がうまくない」**というだけの話です。

もっとも、そのメンタルの使い方がうまくないということが、人生をも変えるとてつもなく大きな要素なのですから、メンタルの使い方が下手なままでは、やはり勝ち組にはなれないのですが。

この「メンタルの使い方」の上手・下手のツボはいったいどんなところにあるのか、具体的にはこの後説明しますが、一つには、メンタルの「山」にあるとき、「谷」にあるとき、その山や谷の状態をどう利用するか、どう過ごすかも、重要なポイントです。

また前頁の❷のように、メンタルがプラス方向からマイナス方向に一転することがありますが、その「きっかけ」や「原因」には、いくつかのパターンがあります。

そのパターンを知ってさえいれば、３章でお話しした「客観イメージ力」による分析で原因に気づき、その後、坂を転がるようにメンタルがマイナス方向へ下降するのを食い止めることだってできるはずです。

ネガティブ状態にあるときのほうが大きなエネルギーを生み出す

さて、ここで6章で挙げた「目標」のほかに、もう一つのメンタルのエネルギー源として、メンタル自体がつくる自発的なエネルギーを挙げておきたいと思います。目標がメンタルの外からのエネルギー源だとすると、メンタルの内からのエネルギーだということができるでしょう。

この**自発的エネルギーはどうやって生まれるかというと、一つは「ポジティブになること」、そして、もう一つは「ネガティブになること」**です。

つまり、ポジティブになることでエネルギーが生まれるシステムと、ネガティブになることでエネルギーが生まれるシステム、この二つのシステムが、メンタルの中には組み込まれているということです。

「さあ、今日も頑張るぞ！」と、ポジティブになっているときには、体内や、心の底からエネルギーがフツフツと湧き上がってくるように感じます。だから、「ポジティブになることでエネルギーが生まれる」というシステムは、とても分かりやすいのですが、ネガティブな状態で生まれるエネルギーに関しては、少々首を傾げてしまわれるかもしれません。

ところが、**ネガティブ状態にあるときというのは、実はポジティブ状態にあるときよりも、ずっと大きなエネルギーを生み出すことができるのです。**

一見、逆のようにも思えるのですが、では、ここで、皆さんがおのずとポジティブな状態になるのは、どんなときかを考えてみましょう。

それは、楽しいこと、やりたいこと、好きなこと、をやるときではないでしょうか。

こういう状況では、たいしてたくさんのエネルギーを使わなくても、ものごとがスムーズに進みます。

いわば、向かっている目標にエネルギーがピンポイントに注力されるため、最小限のエネルギーで難なく目標をクリアできるという、効率のいい状態になるわけです。

このように、ポジティブな状態では、エネルギーをたくさん生み出す必要がないため、小さいエネルギーしか生まれません。

ポジティブシステムによってつくられるエネルギーは、「キャパ」が小さいのです。

他方、ネガティブになっているとき――例えば、大きな問題にぶつかって悶々としているとき、深い悩みを抱えているとき、ものごとがうまくいかず、試行錯誤を繰り返しているときには、私たちは、自分のなかにある知・情・意、その他ありとあらゆる能力を総動員して問題解決を図ろうとします。そのためには、かなり大きなエネルギーを要します。

その分のエネルギーをメンタルがつくり出そうとするため、結果的に、ポジティブシステムより大きなエネルギーが生まれることになるわけです。

悩みが深ければ深いほど、解決すべき問題が大きければ大きいほど、逼迫《ひっぱく》した状態

になればなるほど、つくり出されるエネルギーは大きくなっていきます。
「人は悩んだ分だけ大きくなれる」といわれるのも、腑に落ちるというものです。

メンタルには「エネルギーの充電期」がある

こうして、悶々としている間に、私たちのメンタルの中では強大なエネルギーが人知れず生まれているのですが、ネガティブシステムによるエネルギーはすぐさま発揮されるわけではないので、問題が早期解決しないことが、悩みをますます深めてしまうのです。

このエネルギーは使われるべきとき、強大なエネルギーを発揮するべきそのときに、タイムリーに発揮されるよう、それまではメンタル内で待機し、溜め込まれていきます。

これも、メンタルのより良く生きる能力を、最大限に発揮するためのシステムの一環です。

では、改めて、山谷を描きながら徐々に上昇していく23ページタイプ①の図の曲線を見てみましょう。

谷状態なしに、一貫して上り調子に直線が描かれていれば、もっとスピーディにメンタルは目標に向かっていけるはず。

にもかかわらず、わざわざこのように上ったり下ったりの山谷を描きながら上昇していくのは、この「谷」の状態も、メンタルにとっては必要であり、なおかつ、とても重要な時期にほかならないからです。

「今日はどうも調子が出ないなあ」というときは、山から谷に下りつつある状態、あるいはすでに下っている状態。それが続いている場合は「谷底」にあるときです。

この、**山から谷に下り始めたときから谷底状態にあるときは、メンタルにとっては大事な「エネルギーの充電期」にあたります。**

言い換えれば、**メンタルが次の山に向かっていくための「準備期間」**でもあるのです。

次の山頂を目指すときには、それ相応のエネルギーが必要です。ですから、山登りの準備期間には必要なエネルギーを生み出し、溜め込んでおかなければいけません。エネルギーチャージなしには次の山を登れませんから、メンタルにとっては「谷」の時期も必要不可欠なのです。

潜在意識は、エネルギー発揮のタイミングを知っている

エネルギーを発揮すべきときはいつか、また、そのためにどのくらいのエネルギーを溜め込んでおくべきか、これらはみな、潜在意識がマネジメントしています。

よく「うまくいかないときには、下手に動かないほうがいい」といわれますが、こ

れは本当です。

人はスランプに陥ると、「ああでもない、こうでもない」と試行錯誤を繰り返し、なんとか打開策を練ろうとしますが、スランプはまさしく「谷底」の状態。この時期はエネルギーを溜めるべきときで、使うべきときではないことを潜在意識は心得ています。

だから、あれこれやろうと奮闘しても、潜在意識が「まだだよ」とストップをかけてしまい、空振りに終わってしまうのです。

こういうときには、ジタバタせずにひたすら我慢して、必要なエネルギーを溜め込むのが賢明です。

「目標から遠ざかった状態」は、大事なエネルギーの充電期

かつて私は、プロゴルファーの伊沢利光選手のメンタルトレーニングを指導させて

いただいたことがあります。

伊沢選手は、プロテスト合格から六年後、メジャー大会の日本オープン選手権で初日から首位を一度も明け渡すことなく、ツアー初優勝を果たした後、順調にランキングを上げ続け、数年後には国内ツアーで五勝を上げ、賞金王に輝いたその年には、アメリカのマスターズ・トーナメントでも、日本人では史上最高位の四位入賞という偉業を成し遂げました。

しかしその翌年のことです。前年の栄光から一転、一勝も上げられずに成績は低迷しました。

今にして思えば、賞金王の栄冠も手に入れ、国外でも日本人としては前人未到の成績を上げたため、燃え尽き症候群とでもいうのでしょうか、ある意味「目標がなくなってしまった」状態だったのだと思います。

目標があれば、プラスの方向に邁進できるメンタルも、目標がなくなってしまった途端に、エネルギーをつくることをやめ、舵を失った船のように大海原をさまよい続けることになります。

そんなときでした。伊沢選手が私のもとを訪れたのは――。

そして、「復活」という新たな目標に向かって、真摯にメンタルトレーニングに取り組み始めたのです。

そして一年後。

彼は、見事、国内ツアーで復活優勝を遂げました。

メンタルトレーニングの間に、私は彼にこんな話をしたことがあります。

「ジャンプをするとき、より高く飛ぼうと思ったら、人はいったんしゃがみます。しゃがむということは、物理的にいえば、バネを縮めて動力エネルギーを蓄えている状態ですが、目指している目標からは、いったん遠ざかった状態でもあります。

まずはその『目標から遠ざかった状態にある自分』を認めることです。そのうえで、今一度目標を見据えてエネルギーを蓄える。すると、いざ飛び上がるときに、それまで蓄えていたエネルギーが惜しみなく発揮され、より高く飛ぶことができるんですよ」と。

さらに、

「今のあなたは、まさにこの『しゃがんでいる状態』です。必要なエネルギーを充電しながら、次に飛び上がるべきときに備えている状態です。だから、今はいくら悩んでも、スランプに陥ってもいいんですよ」と伝えたのです。

スランプ脱出のカギは「開き直り」!?

多くの人は、スランプが長引けば長引くほど「こんな自分が情けない」と自らを責めてしまうものです。

私が伊沢プロにあのような話をしたのは、悩み苦しんでいた彼を励ますためでもありましたが、**「スランプ」はあってはいけないものではなく、むしろ然るべくしてあるもの**なのだという発想の転換をしてもらうためでもありました。

また、どん底にいるときには、ついつい「このままではいけない」、「なんとかしてここから抜け出さなければ」と焦りがちです。でも、決して焦ることはないのです。目標の高さまでジャンプするために十分なエネルギーが蓄積されたら、「今だ！　はい、ジャンプ！」と潜在意識が号令をかけてくれるはずですから。

もちろん、号令は、あくまで潜在意識の内なる声ですから、意識がそれをとらえるわけではありません。では、いったい「そのとき」は、自分にどう認識されるのか、少々疑問に思われた方もいらっしゃるかもしれません。

いちばん認識されやすい形としては、**「開き直り」**でしょうか。

「ああでもない、こうでもない」と堂々巡りを続けながらも、何かのきっかけで、あるいは、特段きっかけらしいきっかけもなく、あるとき突然、

「もう失敗したっていいじゃないか。やるしかない！」

と開き直った途端に、なぜか力が湧いてきた、という経験をしたことはありませんか。

まさに、この瞬間なのです。

ここで一気にやる気スイッチが入り、そのときタイムリーに、ネガティブシステムで溜めに溜め込んだエネルギーが、ポジティブ方向へとどっと流れ込んでいきます。

こうしてネガティブシステムでつくられた膨大なエネルギーがポジティブ状態になったときに流れ込むことで、最高のパフォーマンスを発揮することができ、困難と思われたこと、それまではできなかったこともできるようになるのです。

スランプ状態に陥ったときは「基本に立ち戻ること」

スランプに陥ったら、ジタバタしない、焦らない、下手に動いて余計なエネルギーを使わない――。

これは鉄則ですが、ただじっと時を待つよりは、やっておいたほうがいいこともあります。それは、「基本に立ち戻ること」。

スランプに陥ったときには、例えば野球選手ならバッティングや投球練習、フィギュアスケートの選手なら基本の型の確認や、ジャンプ、ステップの練習だけを繰り返し行うといいます。

こういうときには、新しい技に挑戦したり、大々的なフォームの改造などに取り組むのは避けるべきでしょう。新しいことを始めるにはそれなりのエネルギーがいりますから、メンタルが上向きになっているとき、山の状態、調子の良いときに行ってこそ、効果が上がるというものです。

仮に谷の時期に何らかのアクションを起こして、一時的に調子が良くなったとしても、長続きはせず根本的な解決には至りません。下手をすると、前述の通り、使いどころを間違えれば、行き場を失ったエネルギーが、メンタルをさらなるマイナス方向

ネガティブシステムから生まれたエネルギー→開き直り→ポジティブ状態で発揮

どん底にいるときには大きなエネルギーが溜まる

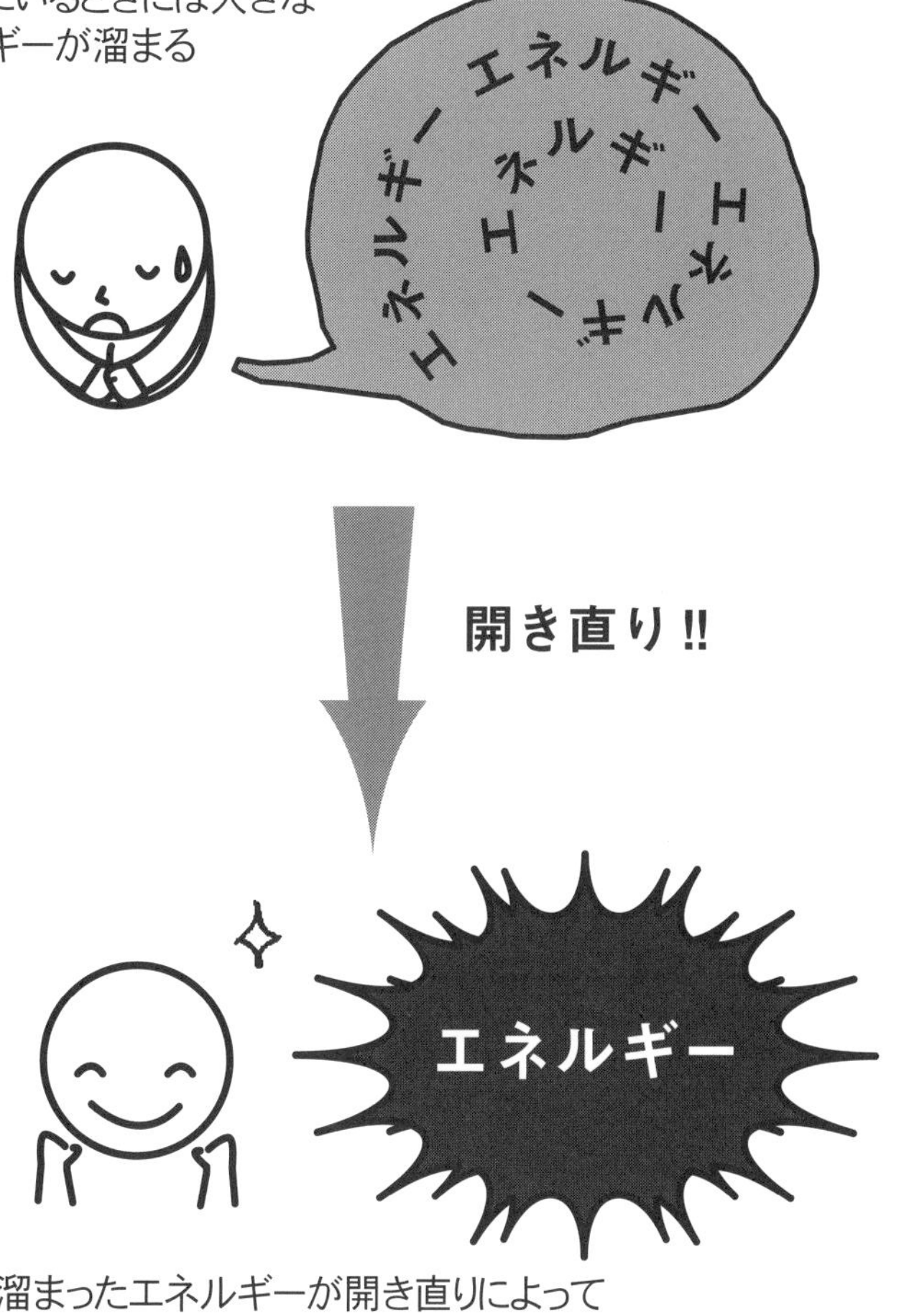

溜まったエネルギーが開き直りによってポジティブシステムを経由し、力を発揮！

へと引きずり降ろしかねません。

基本に立ち戻り、その基本を繰り返し続けていくことには、大きなメリットがあります。

今現在、自分に欠けているもの、不調の原因を発見できることがある、というのも一つにはありますが、**何よりも基本を繰り返すことが、自分のリズムをつくる、取り戻すことにつながっていくのです。**

まず自分の状態を受け入れて、明確な目標を設定すること

ところで、「今、私はスランプ状態にあります」という人は、プラスメンタルの「谷」の状態ではなく、むしろ、すでにマイナスメンタルのデフレスパイラルに陥っている状態にあることが少なくないかもしれません。

プラスメンタルの「谷」状態と、マイナスメンタルの大きな違いの一つは、明確な「目標」をもっているかどうか、です。

同じ「何をやってもうまくいかない」状態でも、ある目標を目指していながらうまくいかないのか、ただ「うまくやりたい」という漠然とした状態なのか。

この二つには、天と地ほどの違いがあります。

明確な目標がないままに「何をやっても、どうもうまくいかないなあ」という下り坂の状態を迎えると、谷底に来たときに、あっという間にマイナスメンタルに突き進む可能性があります。

1章23ページの診断で、メンタルがマイナスの方向に向かっている状態にあるとわかったら、まずはあなた自身が自分のその状態を受け入れましょう。

そして何はともあれ、明確な目標を設定することです。

目標を目指すと決めた瞬間、メンタルは「谷」に落ちる!?

ここで少し、目標を持ったときのメンタルの「リズムの乗り方」についても触れておきましょう。

将来の「なりたい自分」の夢、ビジョン、目標を抱いた瞬間、わくわくと胸が躍り、ハイテンションになる――。もちろん、それが理想です。なんといっても、目標は基本的に、自分を楽しくさせるものでなければなりません。先にも申し上げた通り、極度のストレスやプレッシャーを感じるような目標は、メンタルを自滅に追いやるだけなのですから。

ただ、**どんなに胸躍る夢やビジョン、目標を抱いても、抱いた瞬間におのずとメンタルは「谷」の状態へと下る**、ということを覚えておいてください。

「え？　なぜ？　これから目標に向かって、山を登っていかなければならないのに、矛盾しているのでは？」

と不思議に思われるかもしれませんが、実は十分理に適っているのです。

先ほどお話しした通り、谷の状態はいざというときタイムリーに目標達成するために、必要十分なエネルギーを爆発させるためのエネルギーを溜め込むためにあるようなもの。

夢やビジョン、目標を抱いた瞬間、潜在意識は、目標達成のためにどのくらいエネルギーが必要かを瞬時に計算し、その必要量に達するまでエネルギーを溜め込もうとするために、メンタルをいったん谷の状態へと下らせるのです。

つまり、気分的にはイケイケの「ハイ」状態になっているにもかかわらず、メンタルは一時的な停滞状態に入るということ。このときに注意しなければならないのは、ハイな気分と谷のメンタルの状態の「ギャップ」につまずきやすくなる、という点です。

この時期、明確な目標を持っていながら、目標がすぐには達成されないことによって、焦ったり、いらだったり、ストレスを感じたりしがちです。

しかし、メンタルの谷状態では、ちょっとしたきっかけで、マイナスのスイッチが入ってしまいますから、エネルギーが十分に溜め込まれ、必要なだけのエネルギーが充電されて、いざ発揮できるときを迎えるまで、ひたすら待つしかないのです。

メンタルの「山」の状態に潜む落とし穴

さて、これまでメンタルが「谷」の状態のときに、一歩間違えるとマイナス方向に突き進む危険があることについては、繰り返しお話ししてきましたが、実は「山」にいるときにも油断はできません。メンタルがいきなりマイナス方向に向かっていきかねない、危険な落とし穴があるからです。196ページのケース❷のような状態です。

例えば、仕事で、なぜかその日はとんとん拍子に次から次へと契約が決まっていく、いわゆる「波に乗っている」絶好調の状態で、「よ〜し！　この調子で次の取引も契約成立だ！」と臨んだ取引交渉で、あらぬことか、大失態をおかしてしまい、あえなく撃沈したとします。

本来であれば、3章でお話しした「体感イメージ力」によって直前の成功経験がメンタルの自分事ファイルに上書きされ、その経験が生きたイメージとなって次に表れてくるはず、なのですが、それとは真逆の結果が出てしまっています。

どうしてこんなことになってしまったのでしょうか。

一言で言えば、絶好調だった直前の取引成約で「これにて本日閉店」、つまり「終わっちゃった」状態になってしまったからなのです。

原因としては、いくつか考えられます。

まず一つには、ずっと上り調子で営業回りをしていて、最後に成約できた取引交渉のときが、まさにメンタルの「山」の頂上にあたっていたということ。ですから、次の取引交渉ではすでに「下り坂」状態にあり、絶好調のままの営業活動はできなかった、ということです。

また、もう一つ考えられる原因は、成約を終えたところで、次の取引で「最高の交渉ができる自分」を強烈にイメージしてしまったことです。

本来、あくまでバーチャルであるはずのイメージも、メンタルの体感イメージ力によって、「リアルな体験」としてとらえられ、成功イメージがリアルな体験としてメンタルに上書きされた場合には、最新の成功体験として、「いざ本番」に再現されます。

しかし、「過ぎたるは及ばざるがごとし」で、恐いくらいに調子が良すぎるポジティブシステム全開の状態で、この成功イメージを何度も繰り返し思い起こし、メンタルに鮮烈に経験値として刻んでしまうと、メンタル上では、これが実際に「起こった」経験として残ってしまいます。

そのために、最後の取引交渉に当たったときには、メンタルは「取引がすでに成功している過去の経験」と認識してしまったのだと考えられます。

取引交渉に必要なエネルギーは、このイメージの時点で燃え尽き、まさに〝終わっちゃった状態〟で、取引の場に臨んでしまっていたというわけです。

それでも、なんとか新しいエネルギーを生み出して最後の取引に臨めればいいのですが、その日は朝からずっと上り調子、即ちポジティブ状態にありました。ですから、失われてしまった分を補うだけのエネルギーを生み出す状態にはなかった。いわばガス欠状態だったのです。これも痛恨の大失態の誘因の一つといえるでしょう。

さらにまた、ここでも潜在意識と意識の「逆転の法則」が働いたのかもしれません。これまでの上り調子のまま取引交渉することを強く意識してしまったために、逆転のスイッチがオンになり、いきなり下り坂になってしまった、ということも考えられます。

このように、プラスのメンタルの上り坂から、あるいは山頂から、谷状態を通り越して一気にマイナスのメンタルに転落することもあるなんて、「メンタルはどうも油断がならない」と思われるかもしれません。

しかし、いざ失敗してしまったとしても、3章でお話しした客観イメージ力を駆使して、冷静に失敗を修正できる状態に自分を置き、その状態をキープすることを心がけてみてください。

また、**あらかじめ、自分の予定や都合に合わせて、メンタルリズムをコントロールすることも有効です。**

メンタルトレーニングを積むことで、これらも可能になります。

敵に回してしまえば恐い相手も、味方につければこれほど心強い存在はありません。

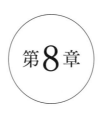

第8章

潜在意識があなたを良き方向に導くリズム調整法

メンタルは周りの人と「共鳴」することで、1＋1＝2以上の力を発揮する

自分のメンタルを「味方」につけるだけでなく、周りの人たちのメンタルを味方につければ、それこそ「恐いものなし」の莫大なエネルギーが生まれます。

サッカーや野球の試合で、アウェーよりホームの試合のほうが勝率が上がるというのも、「場慣れ」からくる安心感に加えて、観客の応援で選手の士気が上がり、力をより発揮しやすくなるためでもあるでしょう。

メンタル的にいえば、選手たちが緊張感を暴走させることなく平常心でゲームに臨み、さらに観客と選手のメンタルが相互に「共鳴し合う」ことによって、選手一人ひとりのメンタルの力が、何倍、何十倍にも膨れ上がるからです。

かたや、試合相手にとっては大変な脅威で、相手チームのメンタルの波に飲み込まれて、自分たち本来のメンタルのリズムが崩れ、一気にマイナス方向へと自滅してい

きかねません。

こういう場合でも、いかに相手側のメンタルに飲み込まれずに、自分のメンタルをプラスに維持できるか——、アウェーの選手にとっては、それが勝敗の大きな分かれ目になります。

また、勝敗を決するような場でなく、日常生活の中においても、私たちは常に周りの人のメンタルに影響を受けています。

例えば、いつもどこか暗く、ものごとを悪いほう、悪いほうに考えるようなネガティブな空気を漂わせている人と付き合っていると、こちらまで気分が沈んでくるのは、相手のマイナスのメンタルに呼応してしまうからです。

また、「類は友を呼ぶ」とはよくいったもので、メンタルがプラス方向にあるときには、同じようにプラスメンタルの人が寄ってきますが、マイナス方向に向かっているときには、誰も寄りつかないか、気づけば周りにはマイナスメンタルの人ばかり……ということも、多々あります。

一方で、周りのメンタルに左右されずに、常に自己のメンタルをプラスに保ち、さらには一緒にいるだけで、マイナスメンタルの状態の人を元気づけ、メンタルのスイッチをプラス側に切り替えさせるほどの影響力を持つ人もいます。

そこまでの域に達するのは容易ではありませんが、少なくとも自分のメンタルをプラス方向に向け、その状態を維持できるようになること。これは、人生を自分の足で、自分らしく歩いていくための秘訣ともいえるものなのです。

自分のメンタルのリズムを把握しよう

「うまくいっている」ように見える人も、これまでもお話しした通り、山谷の波、メンタルのリズムがあります。

「うまくいく人」は、逆にこの山谷の波を利用し、山のときには山なりの過ごし方、谷のときには谷なりの過ごし方をしながら、上がったり下がったりの波に上手に乗っているのです。

さて、上手にメンタルの山谷の〝波乗り〟をするには、今現在、自分は波のどの部分にいるのか、また、通常、どのくらいのスパンで、どのくらいの起伏の山谷が訪れるのか、という自分のメンタルのリズムをつかんでおくことが大切です。

リズムをつかむ方法は、きわめてアナログでシンプル。

まずは、「マイ・メンタルカレンダー」をつくります。

今はかなりお手頃な値段で卓上カレンダーなどが売っているので、手軽に始められますね。

カレンダーには、一日の終わりにその日を振り返って、次のようにマーキングします。

●「今日は一日、良い調子で、充実した日を過ごせた」と思ったら、○印
●「今日は一日、なんとなく不調で、中途半端に終わった」と思ったら、×印

やってほしいのは、たったこれだけ。
これを二〜三カ月くらい、続けてみてください。

カレンダーをつけるときには、メンタルをプラスの状態にしておくことが前提

メンタルカレンダー上で、基本的に○のときには、メンタルは山谷の山カーブを描いています。逆に、×のときには谷カーブの状態です。

23ページの図の中にあるタイプ①は、山・谷の波はきれいなカーブを描いているので、メンタルカレンダー上でも、例えば○が○○○○と五日続き、次に×が×××

××と五日続く……というサイクルを繰り返しそうなものですが、現実にはなかなかきれいにはいきません。

○○○××○○×××○○○××○○……とやや不規則に、場合によっては○××○×○×○○×○×××……といったように、○×入り乱れた状態になることもあります。

ただ、おおまかに見ていった場合に、○、または×が比較的多い時期があり、また、「このあたりで○が先行し始めているな」「このあたりで○から×に切り替わっているな」ということも見えてきます。そうして、それぞれの時期がほぼ周期的に訪れる傾向も分かってくると思います。

このような傾向をもとに、○が多い時期は山カーブに、×が多い時期は谷カーブに、また、それぞれの切り替わり時点を山への上り坂の始点、ないし谷への下り坂の始点に定め、**23ページ**のようなグラフに描き、自分のメンタルのリズムを〝**見える化**〟してみましょう。

ここで一つ、大事なことがあります。

メンタルがマイナス状態に陥っているときには、「メンタルカレンダー」にマーキングされた○×で「山谷の波」を描くことはできません。×××××……と、×の連続が延々と続き、下る一方の線しか描けないことになるでしょう。

そこで、メンタルカレンダーで自分のメンタルのリズムをはかるには、〝本来の自分のメンタルの状態〟、つまり、メンタルがプラス状態であることが前提になります。

もし、不調が長く続き、「どうも今は、メンタルがマイナスっぽい」と感じているときには、「リズム呼吸法のトレーニング」や、「集中力トレーニング」などをしっかり行って、メンタルのスイッチをプラスに切り替えたうえで、メンタルカレンダーへのマーキングを始めるようにしてください。

もっとも、自覚がなくても、マイナスメンタルに陥っているケースは多々ありますから、まずはリズム呼吸法や、その他のトレーニングを行っておくことをおすすめします。

メンタルカレンダー

調子の良い日は○を、悪い日は × を書き込み、
あなたのメンタルリズムを調べてみましょう。

1	2	3	4	5	6	7	8	9	10
○	○	○	×	×	○	×	×	○	○

※○や×がきれいに続かなくても、このように全体的に×が多ければ谷の時期

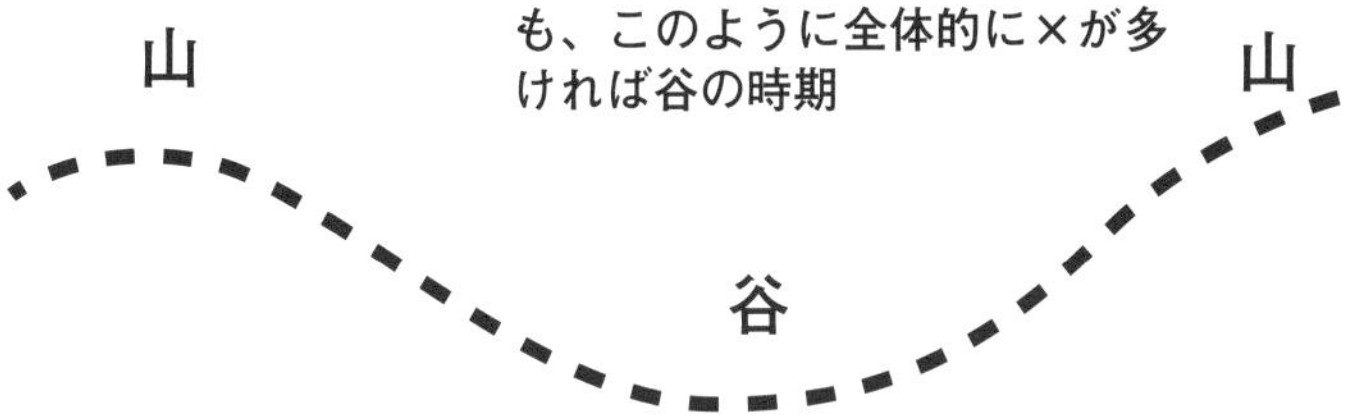

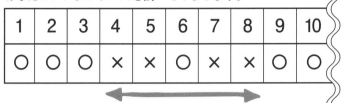

これを2、3カ月続け、その結果をもとに、次月の自分のメンタルリズムを予想してみましょう。

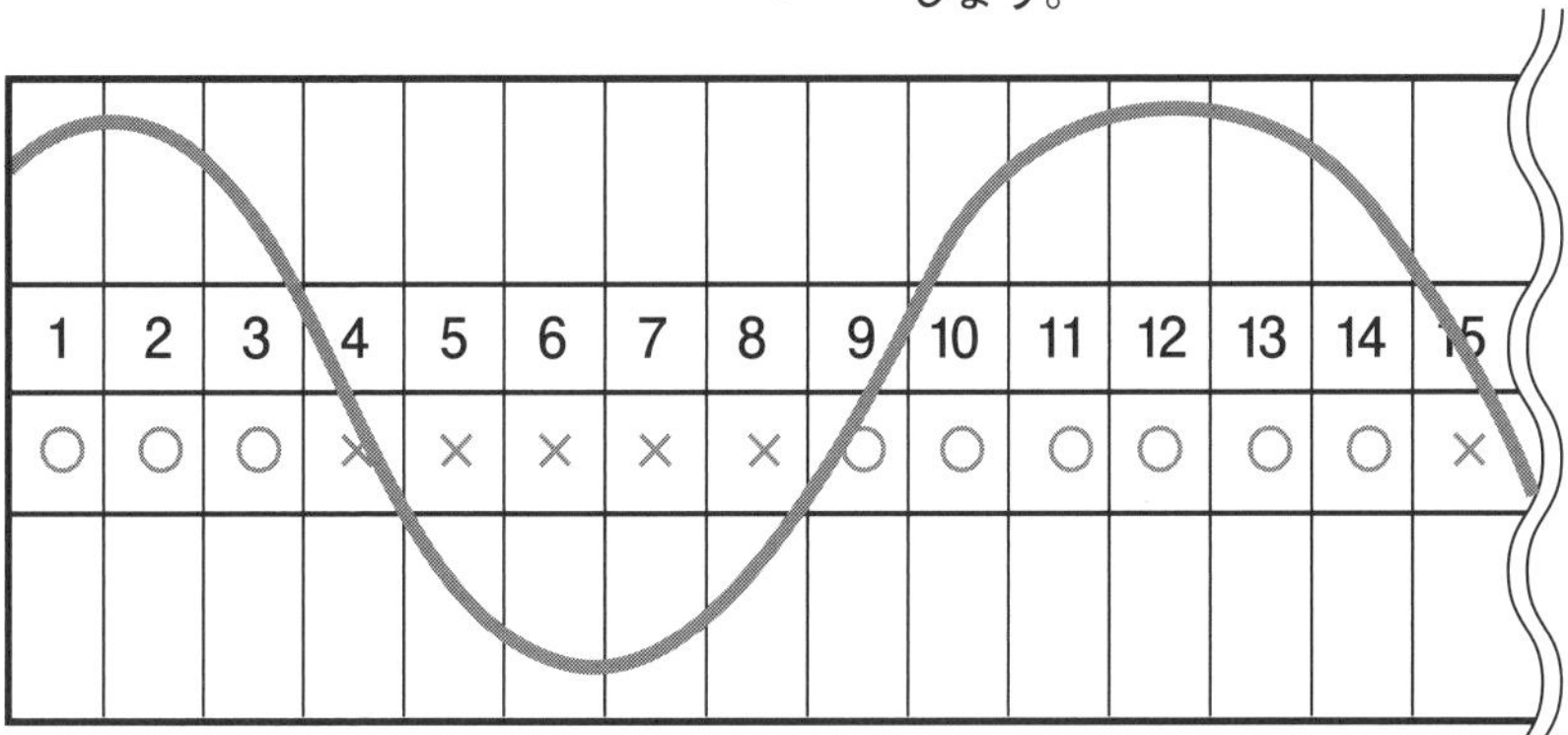

1	2	3	4	5	6	7	8	9	10	11	12	13	14	15
○	○	○	×	×	×	×	×	○	○	○	○	○	○	×

リズムの予想によって自分の状態が把握できると、予定が立てやすくなったり、気分に左右されることが少なくなるという利点が！

自分のメンタルのリズムの安定性を強化する

メンタルの山谷のサイクルが五日周期なのか、一週間なのか、一〇日なのか、二週間なのか。人それぞれですが、おおまかに自分のリズムがつかめたら、

「今日は山を登り始めて二日目だから、あと一日で山の頂点に到達するだろう」
「今は山の四日目だから、あと一日で下り坂に入り、その後、一週間は谷状態になるだろう」
「今はほぼ谷底にいる状態だけど、あと二日もすれば、山を登り始めるだろう」

というように、メンタルのリズムに沿って自分の状態の予想を立てることができます。
そして、その予想をもとに、さまざまな時期における過ごし方をイメージしながら、リズムを植えつけていきましょう。例えば、

「山の上り坂を登りつつある自分」
「三日後に山の頂点に来て、その後は下り坂にある自分」
「一週間後に谷底にいる自分」

というのでは、過ごし方が変わってきますね。
実際に自分の山谷の波がほぼ予想した通りのリズムになってきたら、リズムをより明確にし、安定的なものにします。すると、リズムは崩れにくくなり、マイナスのスイッチが入りにくくなってきます。

メンタルの山谷の中で各種トレーニングを重点的に行うスポット

①メンタルの「谷」の時期に重点的に行うトレーニング

●リズム呼吸法
●集中力トレーニング（手のひら集中トレーニング）
●客観イメージ力トレーニング（谷から山へ登り始める時期）

メンタルの谷の時期はとかく、マイナススイッチが入りやすいときでもあります。ここで、意識と潜在意識を結ぶ「リズム呼吸」をしっかり行うことで、マイナススイッチに入ってしまうのを予防する意味もあります。

また、4章で説明した通り、一極集中状態をつくるための「手のひら集中トレーニング」や、「集中の逆流方」を谷の時期にしっかり行っておくと、山の状態になったときに、スムーズに拡散集中に移行することができます。

「客観イメージ力トレーニング」は、谷の時期の中でも、谷への下り坂や谷底状態ではなく、谷底から山に登り始めた地点で行います。

客観イメージ力は、失敗経験を客観的に分析して、気づきを得る力です。これは、より良い未来につながっていくもの。だからこそ、谷から山に上っていく、上り坂のスタート時に行うと効果的です。

②メンタルの「山」の時期に重点的に行うトレーニング

●体感イメージ力トレーニング

●目標設定

調子が悪く、ものごとがなかなかうまくいかない谷の時期に、体感イメージ力を働かせてしまうと、そうした体験がメンタルに刻み込まれてしまい、のちに、その望ましくない体験を繰り返してしまうことになります。

「体感イメージ力トレーニング」を効果的に行うには、好調期である山の時期に集中的に行うのがベストです。

目標設定は、メンタルの「山」の時期に行う

もう一つ、山の時期に行うべきなのが目標設定です。くどいぐらいお話ししているように、メンタルは、明確な目標に向かって、よりよく生きるために発揮される能力です。

ですから、過去より現在、現在より未来に向かって山谷を描きつつも、全体としては、右肩上がりに上昇していくのが前提です。つまり、一つひとつ山を越えながら、次に迎える山の頂上は前のそれより、高くなっていることが望ましい。次の山を登るときには、今よりも高い目標を設定する必要があります。

今できることより、高いレベルを目指すのですから、ものごとがうまくいかない谷の時期ではなく、調子の良い山の状態でできることを基準にして、次の山を登るときの目標を立てるほうがいいのは当然ですね。

このように、**目標設定という将来に向けての準備は、山の時期にしっかり行っておくことが肝要です。**

しかし、自分のリズムを知り、山谷の過ごし方を頭に入れたとしても、実際にはそう簡単にはうまくいきません。

その理由の一つとしては、**実は、皆さんの中に「裏リズム」ともいうべき、もう一つのリズムが潜んでいる**ことにあります。

この裏リズムと、トレーニングで安定させたリズムとの間に、微妙にズレが生じてしまうことがあるのです。

「裏リズム＝潜在意識」の本来のリズムに、自分のリズムを合わせる

「裏リズム」とは何かと言うと「潜在意識のリズム」です。

裏とはいっても、実際にはむしろ「自分本来のリズム」で、先の方法で安定させたリズムは、とりあえずの「仮」のリズムだと考えてください。

この仮のリズムは、いわば本来のリズムを呼び起こす「呼び水」としての機能を果たしています。

もし、自分の中に仮であっても安定したリズムがない場合、潜在意識は、よりどころとなるリズムを探し始めます。そして、その人の中にリズムを見つけられなかった場合、自分の外の存在、つまり他人のリズムに乗っかろうとするのです。

そのために必要以上に周りが気になったり（集中力の低下）、また、周りの空気に飲み込まれやすくなったりします。その結果、ここぞという場面では、極度の緊張に陥ったり、ミスを連発したりしてしまうことになるのです。

こうなると、メンタルはマイナスにスイッチされてしまいますね。

ですから、トレーニングでリズムを安定化させることは決してムダにならないどころか、本来のリズムを強化するためにも、メンタルをプラスに保つためにも不可欠なのです。

ただし、この潜在意識のリズムと、先に安定化させたリズムが必ずしもピッタリ一致しないために起こる現象がある、というのが、ここからの話です。

例えば、目標に向かいつつ、予想通りに山を迎えてエネルギーを発揮し、いざ目標達成！　と思いきや、空振りに終わってしまったような場合。

このとき、裏リズム上のタイミングでは山の上り坂ではなく、すでにピークを越えて下り坂だったのか、あるいは、まだ谷に近いところにあって時期尚早だったのか、いずれにしても、ジャストタイミングではなかった、ということです。

ここで、まず行うべきは、**素直にその裏リズムによって起きたこと、空振りに終わってしまったことを「受け入れる」**ことです。

そして、**予想したリズムにがんじがらめになるのではなく、逆に裏リズムに自分のリズムを合わせるようにしてください。**

これは、決して難しいことではなく、よくいう「流れにまかせる」ということです。

例えば、ゴルフの試合に臨む選手に対して、私は次のようなアドバイスを行います。

1　前日までに、コース戦略のイメージを立てておくこと

2　当日の朝は、そのイメージをすべて忘れて、「流れにまかせて」ラウンドに臨むこと

3　ミスをしたらそのミスを受け入れながら「反省」し、「修正」していくこと

トップクラスのプロゴルファーともなれば、一日の中でも、時間単位で自分のメンタルのリズムを調整できる人も少なくありません。

仮に、前半はそこそこで回り、後半のホールが勝負どころという戦略を立てたら、前半は力を溜め、後半に「山」のピークを持ってこられるように、前日にコース戦略をイメージするのと同時に、それに合わせて自分のメンタルの山谷のリズムをイメージしながら調整するのです。

しかし、当日は「何が起こるかわからない」のが常です。その日の天候、風向き、コースコンディション、他の選手の動向など、周りの環境や状況によって無意識のうちにメンタルは影響を受けます。

本来、人間の潜在意識は、そのようなありとあらゆる条件が積み重なった状況に最もふさわしいリズムを刻もうとします。つまり、潜在意識のリズムこそが、その場その時に合った理想のリズムになっているはずなのです。

トップクラスのアスリートともなると、ミスをおかした時点で、自分が予想したリズムとのズレから逆算して潜在意識のリズムを把握し、そこに自分のリズムを合わせようとします。これによってリズムがより強化され、その場そのときの状況で、可能な限りの高いパフォーマンスを発揮することができるのです。

そこまでしても試合に負けたとしたら、その日はたまたま相手の選手に「分」があったということ。諦めがつくというものです。

強い選手ほど、試合の負けをあっさり認め、次に向けての切り替えが早い傾向があるのは、このようなメンタルリズムをコントロールする方法を心得ているからでしょう。

メンタルのリズムをはかりながら、目標を修正する

「目標」を設定するときには逆時系列で、と6章でお話ししましたが、実際に一つひとつ時系列で、目標を達成しながら進んでいく過程で、場合によっては「今の勢いなら、もう少し高い目標でも達成できそうだ」ということも起こるかもしれません。

そのようなときには、当初の目標を修正して、少し高い目標を改めて設定し直してください。

これには**「自分のメンタルの波に目標を合わせる」**という意味があります。

「今の勢いなら、もう少し高い目標でも達成できそうだ」と感じるのは、このときのメンタルの山谷の波が、それまでよりも高くなっていることを、潜在意識が教えてくれているのです。

非常に調子が良く、メンタルの力がどんどん上昇している状態なので、この波に乗る形で、次の山で達成すべき目標も、その山の頂点の高さに合わせるべく、上方修正したほうがいいでしょう。

もし、ここで以前の目標設定のまま、山の頂点より低い目標を目指してしまうと、せっかく上昇気流に乗ったメンタルのリズムが崩れてしまいます。リズムが崩されたことをきっかけに、メンタルのマイナススイッチが入ってしまうことも少なくありません。

こういうときには、**素直に潜在意識の声に耳を傾け、その声に従うのが賢明です。**

逆に、次の目標が、今、達成するには少々難しそうだと感じることもあるでしょう。これも、潜在意識の「声」です。

もしかしたら、最初の時点で、すでに高すぎる目標設定をしていたのかもしれません。あるいは、メンタルの波の上昇角度が多少鈍っているということも考えられます。

どちらにせよ、ここで無理をして高い目標を掲げたばかりに、目標が達成できなくなってしまっては元も子もありません。

メンタルの谷の状態で、目標達成のために溜め込まれてきたエネルギーが、目標達成できずエネルギーが放出されないままになっていると、これもまたマイナス方向へ向かうエネルギーに変換され、マイナススイッチが入ってしまうからです。

このようなときには割り切って目標を下方修正します。

そして、いったん下方修正した目標をクリアできたら、そのときの自分のメンタルのリズムをはかりながら、場合によっては当初の目標を、次の目標として改めて設定し直すか、あるいは、リズムの調子が上がってきているようであれば、もともと次に設定していた目標に向かってジャンプして辻褄を合わせましょう。

〔特別付録〕

人生の成功をつかむための「ゴルフのメンタル」習得法

「メンタルのスポーツ」ゴルフの要素を取り入れたトレーニング法

さて、本書を通して皆さんも、「メンタル」の仕組みや活用法、そして自己のメンタルや、その持てる力を発揮するためのトレーニング法について、基本的なことは理解されたことと思います。

最後に、応用的なトレーニングの一つとして、私が編み出し、セミナーなどで実践している「メンタルトレーニング法」をご紹介させていただきます。

本書のなかで、ゴルフが「メンタルのスポーツである」といわれていること、またそのようにいわれるゆえんをお話ししました。

そんな「メンタルそのもの」のスポーツであるゴルフを利用しながら、

自分のメンタルを、現在の状態から無理なく自然に理想の状態にスイッチする、そのうえで、メンタルの力を引き出し、活用する

ためのトレーニングです。

この方法はゴルフコースを回りながら行うものではあるのですが、やっていただくのはショットを打ってプレーをするのではなく、通常のゴルフコース一八ホールの半分の九ホールで、

❶ティーグラウンドからグリーン目指して、フェアウェイをてくてく歩く

❷グリーン上で、ボールをカップに入れるためにパッティングをする

という二つのみ。

ですから、ゴルフ経験がまったくない方でも、簡単にできます。

このトレーニング法の最大の特徴は、各人のメンタルのタイプ（23ページ参照）別

に、それぞれ異なるプログラムを行うことです。❶と❷の各段階で、タイプごとのバリエーションがあります。メンタルのタイプによって、それぞれに抱えている問題が異なるからです。

トレーニングでは、その問題点をピンポイントに是正していきながら、最終的にはメンタルを理想の形、**23ページ**のタイプ①に近づけていくことを目標としています。

ゴルフ経験者の方は、トレーニングの本質的な目的をおさえたうえで、実際のゴルフのラウンドの中でもできる形に応用して取り入れてみてもいいと思います。

また、ゴルフをされない方の場合には、日常生活の中で似たようなシチュエーションをつくり出し、実践してみるというやり方もあります。

そうした応用例なども交えながら、それぞれのメンタルのタイプ別に改善すべき問題点と、有効なトレーニング法をご紹介していきます。

なお、**23ページ**のタイプ①の方は、特にこのトレーニングを行う必要はありません。今後もメンタルの山・谷のリズムの安定化を図り、何かの拍子にマイナス方向へ急降下したりすることのないよう、現状維持に努めてください。

そのためにも、普段から、64、65ページで紹介している基本的な「リズム呼吸法」だけは続けていくことをお勧めします。

メンタルのタイプ別トレーニング法

タイプ④

〈不安・ストレス・自滅タイプ〉

問題点

●不安や焦り、ストレスを感じやすく、これらに負けてしまいがち。
●目標に向かってエネルギーを溜めておくことができず、マイナス方向にエネルギーを費やしてしまっている。
●目標設定が苦手なゆえにエネルギーを溜められない傾向もある。

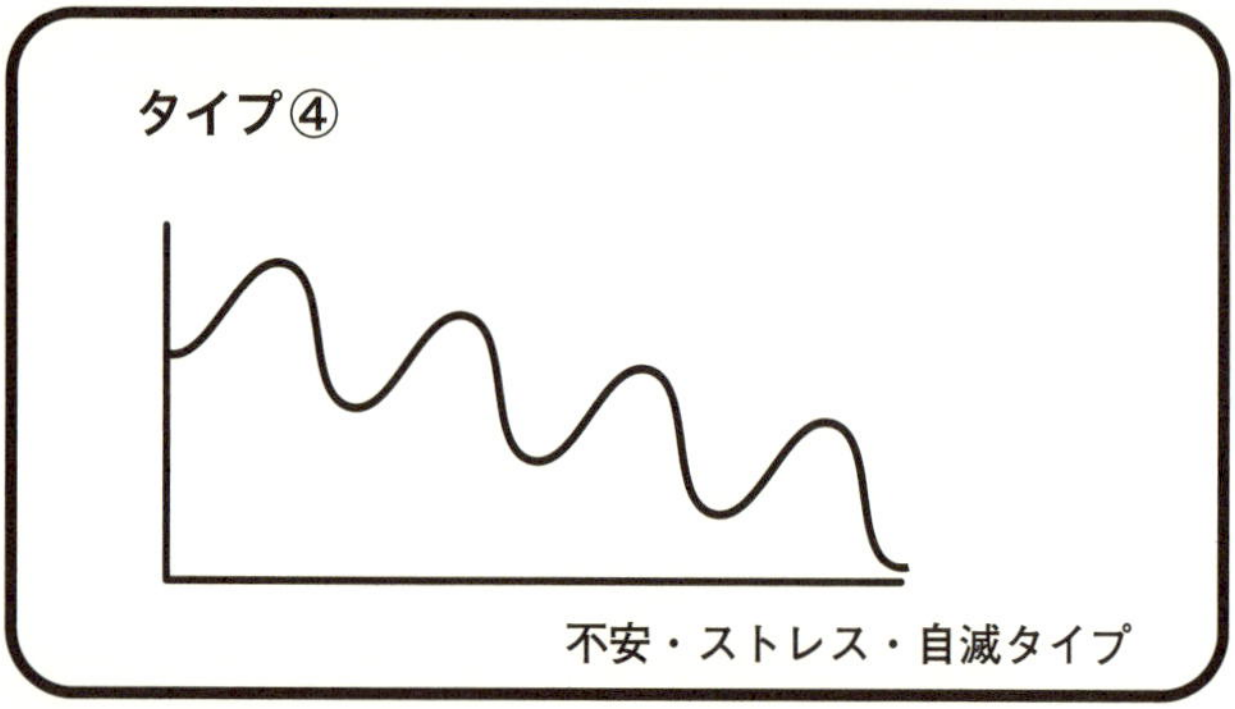

改善目標

●不安や焦り、ストレスに対応できるようにする。
●目標を設定し、焦ることなく目標達成に着実に向かっていけるようにする。

【トレーニング法】

❶ティーグラウンドからグリーンまでフェアウェイをウォーキング

(1)焦らずゆっくりと、「グリーン」という目標を意識して歩く。
(2)途中で歩く速度が早くならないように注意。
(3)常にフェアウェイの真ん中を歩くよう、意識する。

ポイント

●焦りや不安に打ち克ち、目標達成感を体で感じる体験をすることがこのトレーニングの主な目的。

応用

●日常生活の中で、ウォーキングをするとき、また、自宅から最寄り駅まで歩くときなどに、いくつかのランドマークを決めて、ある地点から次の地点に行くまでの間は、常に「次のランドマークを目標に向かっている」ことを意識して歩く。歩くペースはゆっくりと。早歩きは厳禁。

❷グリーンでのパッティング

●ボールを二つ持ち、
(1)一打目は、カップを通り越していくくらいの力を入れて打つ。（緊張ボール）
(2)二打目は、カップを通り越さないように注意して、力を抜いて打つ。（リラックスボール）
右記を九ホール同じように繰り返す。

ポイント

●緊張とリラックスのバランスが自然に調整されていくことを目的としたトレーニング。九ホール回るうちに、⑴、⑵どちらの場合もそれぞれ、徐々にカップに近いところで止まるようになれば、「緊張」時と「リラックス」時の自分の力加減が体感的にわかるようになった証拠。

応用

●少し離れた場所にごみ箱を置き、紙を丸めたごみを二つ用意して、投げ入れる。一つ目は力を入れて、ごみ箱を通り越していくくらいの勢いで。二つ目は力を抜いて、ごみ箱の手前に落ちるくらいの力加減で。これを何度か繰り返す。

タイプ③

〈ノーリスク・ノーリターンタイプ〉

問題点

- 積極性を持たない。向上心がない。
- 失敗を恐れ、避けようとする。
- 山・谷のリズムが平坦で、メリハリがない。
- リズムが平坦であるゆえに、外部からの刺激にも反応しにくい。そのためコミュニケーションの相手も反応しづらく、結果、他人と共鳴しにくい。

改善目標

- リズムにメリハリをつける。

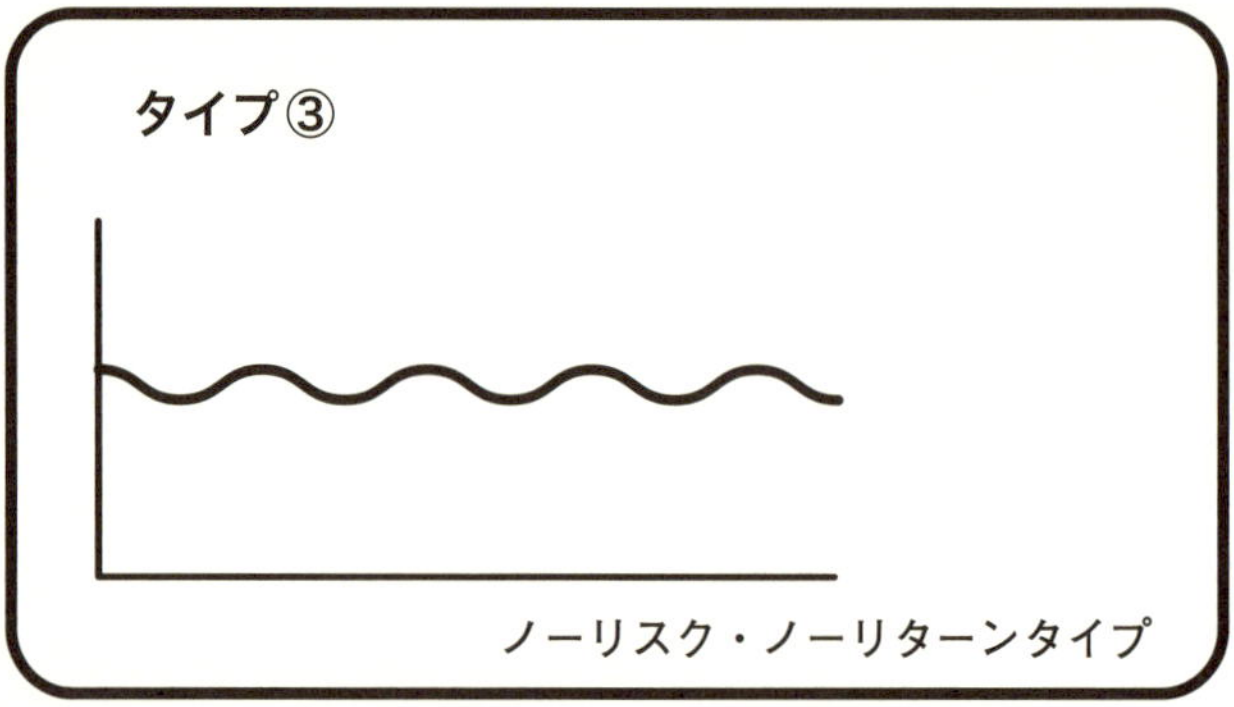

●他人との共鳴をはかる。

[トレーニング法]

❶ティーグラウンドからグリーンまでフェアウェイをウォーキング

(1)大股で、手を大きく振って歩く。ペースは速くもなく遅くもなく普通の歩調で。
(2)二人一組のペアを組んで歩く。お互い相手の歩調と合わせるよう意識する

ポイント

●大股や手を振るなど「メリハリのある歩き方」をすることで、気分を高揚させ、前向きな姿勢、積極性を引き出す。
●ペアを組んで互いの歩調を意識しながら歩くと、はじめのうちは自分のリズムが崩れるような違和感を覚えるかもしれないが、次第に二人の歩調が自然に合い始め、その〝二人のリズム〟が自分のリズムになってくる。つまり、互いのメンタ

ルが「共鳴」するようになるということ。

応用

●ウォーキングや自宅から最寄り駅まで歩くときなどに、同じ方向に歩いている人のペースに意識的に合わせて歩くようにする（ただし、ストーカーと間違えられないように注意！）。

❷グリーンでのパッティング

(1) 一ホール目は、ボールを二つ持ち、一球目は意識的にカップを「積極的に狙って」打つ。「積極的に」狙うことを意識すると、たいていはカップを通り越しオーバーする。

一球目を打ったら、即座に二球目を打つ。このとき、一球目でオーバーしてしまったことを計算した力加減で、カップを狙って打つ。

(2) 二ホール目は、

まず、ペアの片方Aが、カップを狙って打つ。
次に、もう片方のBが、Aが打ってオーバーしてしまった位置から、カップにきちんと入れられるよう狙って打つ。
(3)三ホール目は、先にBがカップを積極的に狙って打ち、オーバーした位置から次にAがカップに入れられるように打つ。
この二ホール目、三ホール目のローテーションを九ホール目まで続ける。

ポイント

●最初に「積極的に狙う」のは、結果的にオーバーするという「ミスが前提」であることを意味する。即座に二打目でカップに入れられるように打つのは、「素早くミスの修正をする」トレーニング。ちなみにタイプ③は往々にしておおむね「心の動揺を抑えられる」タイプでもあるので、ミスをしても即座に修正をする態勢をつくりやすい。この「瞬間修正」のコツを体得することが大事。
●二ホール目以降は、ペアの片方のミスを、もう片方が修正するというトレーニング。一球目を打つ方は、なるべくミスを小さくしようとしたり、二球目を打つ方は、片方のミスを着実にフォローしようと意識したりするなど、自然と互いに相手のことを考えてパッティングするようになり、連携プレーの確実性や成功率も高まってくる。

応用

●タイプ④のトレーニングと同様、少し離れた場所にごみ箱を置き、紙を丸めたごみを二つ用意して、投げ入れる。一つ目は「積極的に狙って」投げる。ここでうまくごみ箱に入らなければ、瞬時に「次はどのような力加減なら入るか」を考え、素早く二つ目を投げる。

「ペアを組んで互いに共鳴し合う」トレーニングは、家族や知人などに協力してもらう。普段人と関わるのが苦手な人はなおさら、努めて他人と何かを協力し合うことが有効なトレーニングの一つになる。

・二人一組でボーリングをする。一人が一回目を投げたら、もう一人が二回目で残りのピンを倒すよう球を投げる。

- 二人で、テニスや卓球のラリーやキャッチボールを行う。勝負を決めようとするのではなく、相手が打ちやすい（取りやすい）球をあえて打ち（投げ）、また相手がミスをしたらそのミスをフォローして、なるべく長くゲームが続くようにする。

タイプ②

〈改善目標波乱万丈タイプ〉

問題点

●調子の良い・悪いときの差が大きい。良いときには人並み外れたパフォーマンスができるが、悪いときには全くダメ、というムラがある。

●リズムの谷の状態では、意識と潜在意識と体がてんでバラバラになり、マイナス方向への逆スイッチがきわめて入りやすくなってしまう。

改善目標

●調子の良いときには素晴らしい働きができると

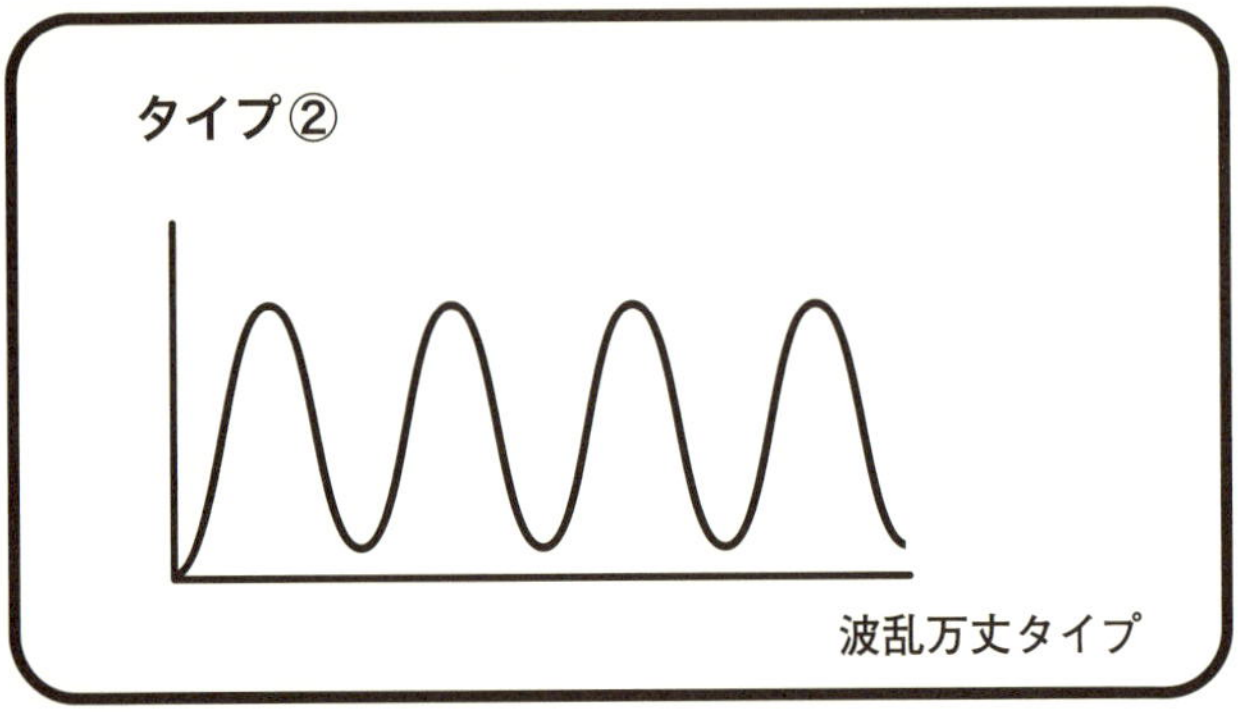

いうことは、本来的にはとても素晴らしいものを持っているということ。その良いときのイメージを常に出せるようにする。

●調子の悪いときに、自分の状態を「修正」していくコツをつかむ。

【トレーニング法】

❶ティーグラウンドからグリーンまでフェアウェイをウォーキング

(1) 体を叩きながら、また、その叩いた箇所を意識しながら歩く。
(2) 歩を進めながら踏み込んだ足の裏の感触、感覚を意識しながら歩く。

ポイント

●体に受ける痛みや足裏の感触など、「感覚（五感）」を意識することで、体と意識をつなげることが目的。体と意識をつなげることは、潜在意識と意識をつなげることになり、バラバラだった意識と潜在意識、体が一体になる。

●右記のトレーニングは「体感イメージトレーニング」。調子の良いときのイメージをスムーズに潜在意識に刷り込めるようになるための訓練。

応用

●日常生活の中で、ウォーキングをするとき、また、自宅から最寄り駅までを歩くときなどに、フェアウェイを歩くとき同様、足裏の感覚を意識しながら、また、体の一部をつねるなど刺激して（叩いてもよいが、他人の目が気になるなら、体のどこかをつねる、押す、などでもよい）、その刺激した部分を意識しながら歩く。

❷グリーンでのパッティング

●ボールを三つ持ち、

(1) 一球目を打つ前に、距離や芝目をよんで、カップインできるパッティングのイメージを自分なりにつくっておく。

(2)(1)でつくったイメージ通りにいくよう、ボールを打つ。ただしこのとき、打ったボールは決して目で追わず、下を向いたまま次の二球目を用意する。
(3)二球目、三球目も、一球目を打つ前につくった自分のイメージに従ってボールを打つ。ここでも、打ったボールは目で追わないこと。
(4)各ホールとも(1)~(3)の手順でボールを次々に打っていく。なお、九ホールのうち、一~三ホール目では、カップまでの距離を長目に、四~六ホールは短かめに、七~九ホールは中くらいの距離に設定しておく。

ポイント

●最初は、一球目、二球目、三球目がそれぞれ、てんでバラバラのところに行くことが多いが、ホールを回っていくうちに、徐々に三球とも近いところに行くようになってくる。これは、前のホールでの三球間の「ズレ」を、次のホールに向かうまでの間に頭のイメージの中でうまく「修正」できるようになっているため。

応用

●タイプ④、タイプ③でのトレーニングと同様、少し離れた場所にごみ箱を置き、紙を丸めたごみを三つ用意して投げ入れる。一つ目を投げる前に、ごみ箱までの距離などを計算して、うまくごみ箱に入るイメージをつくりあげてから投げる。投げたら目で追わない。二つ目、三つ目は連続して投げる。このサイクルを、一定のサイクルごとにごみ箱までの距離を変えながら、何度か繰り返す。

あとがき

いかがでしたでしょうか。

こうしたタイプ別トレーニングや本書でご紹介した六つのメンタルトレーニングを行いながら、「無敵のメンタル使い」に一歩ずつ近づいていただけると、何よりもうれしいと思っています。

それは、いざというときに力を発揮できるということももちろんですが、私の経験から言わせてもらえば、もう一つ、メンタルトレーニングがとても大事だと思う理由があるからです。


そもそも私がメンタルの世界に入ったのは、人前で緊張する、いわゆる上がり症だったことに端を発しています。それが嫌で、嫌で、できるだけ人前に出ることを避けていた頃もありました。

実のところ、上がり症はメンタルトレーナーの仕事に就いた今でも変わっていません。講演などを頼まれて人前に出ると、今でも緊張します。

特に講演の開始五分前は、何か突発的なことが起きてそのまま中止にならないかなどと、罰当たりなことを想像してしまうほどです。

いざ、講演が始まっても、口の中はカラカラ。話だってしどろもどろになります。でも、数分も経てば、普段の調子が戻って来る。それが、自分のパターンなのだと分かり始めてからは、自分の緊張を受け入れられるようになりました。

それに、すでにお話しした通り、緊張自体は悪いことではないことも、これまでメンタルの勉強をし、メンタルと付き合ってきたからこそ分かる。自分を客観的に見ることができるようになったというわけです。

何より、私にとって目から鱗だったのは、それまで「これではいけない！」と自己否定ばかりだったのが、「これでいいんだ」と思えたことです。自分は、これでいいんだ、と。メンタルトレーニングというと、今までとは一八〇度自分を変えて、悩みなど全くないような理想的な自分になる、というようなイメージを持たれるかもしれませんが、決してそうではありません。

本書でも何度も繰り返し言いましたが、とかくマイナスイメージを持たれる「失敗」はメンタルのエネルギーになりますし、失敗や緊張している自分を、まずは認めてあげるところからしか、メンタルトレーニングは始まらないからです。


不思議なもので、人間は他の動物と違って、誰にも教わらなくても子どもの頃から夢や目標を持ちます。だからこそ、メンタルは私たちに必要な失敗をさせ、現実と目標との違いを認識させたうえで、目標を達成するためには何をすべきか、という力をどんどん発揮していくのです。私は、それが人間という動物がこれまで辿ってきた進化だと思います。


ですから、あなたに備わっているメンタルの力を信じて、失敗しても諦めないでほしいのです。

そして、どうかどんなときでも忘れないでください。

誰にでも、そうした目標や夢に向かっていける力が備わっているのだ、ということを。

最後に、いつも支えて下さるすべての皆様と、この本を出版するにあたりご尽力くださった堀口真理さん、佐古鮎子さん、ＫＫロングセラーズの富田志乃さんに感謝を申し上げます。

【著者】
岡本正善（おかもと・まさよし）
1965年生まれ。プロゴルファー、プロ野球選手、プロサッカー選手など多くのアスリートにメンタルトレーニングを指導。また、企業や経営者などにもメンタルトレーニングをおこなっている。地方自治体、企業でメンタルヘルス講習も多数実施。著書は30冊以上、総累計50万部を越える。現在、ミズノゴルフアカデミーでメンタルコーチとしてジュニアの育成とメンタルヘルス講習会も展開している。
著書に、『逆境を生き抜く「打たれ強さ」の秘密―タフな心をつくるメンタル・トレーニング』（青春出版社）『メンタルスイッチ―「切り替え力」が身につく実践トレーニング』（ダイヤモンド社）『「打たれ強い」チームのつくり方』（PHP研究所）などがある。

人生を思い通りにする
無敵のメンタル

著　者　　岡本正善
発行者　　真船美保子
発行所　　ＫＫロングセラーズ
　　　　　東京都新宿区高田馬場 2-1-2　〒 169-0075
　　　　　電話（03）3204-5161（代）　振替　00120-7-145737
　　　　　http://www.kklong.co.jp
装　丁　　オーヴァーゼアー／江野友雅
制作協力　堀口真理
印　刷　　大日本印刷㈱
製　本　　㈱難波製本
編集協力　佐古鮎子
編集担当　富田志乃

ISBN　978-4-8454-2409-2